AF199199

Dorothée Grotmann

Lavara
„Lymphdrainage"
Balsam für Körper und Seele

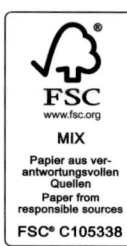

Impressum
7. Auflage, September 2019
Copyright: Dorothée Grotmann
Herstellung und Verlag: BoD- Books on Demand, Norderstedt
ISBN 9783744838207

Für
Jonathan, Benjamin und Florian,
Marianne, Christa und Peter,
Johannes, Regina, Leonie und Valerie.

Inhalt

Ein Wort zuvor

Aus vielen Zeiten und Kulturen wird überliefert, dass Heilkundigen die große Bedeutung der Atmung, sowie unterschiedlicher Massageformen für den Erhalt der Gesundheit bekannt war.

Das Lymphsystem, genauer die Lymphbahnen, ermöglichen durch die Aufnahme und Ausleitung von Stoffwechsel-Abbauprodukten - gelöst in der Lymphflüssigkeit -, die innere Reinhaltung des Körpers.

In den 1930er Jahren entwickelte der dänische Physiotherapeut Dr. Emil Vodder mit seiner Frau die Grundlagen der manuellen Lymphdrainage, einer Therapieform, welche die spezifische Anatomie und große Bedeutung des Lymphgefäß-Systems aufgreift und nutzt.

Eine klassische, therapeutische Lymphdrainage bewirkt durch vielfältige Handgriffe das vermehrte Einströmen von Gewebeflüssigkeit in das Lymphgefäßsystem und unterstützt die Weiterleitung der Lymphe innerhalb ihrer Bahnen. Sie wird von qualifizierten Physiotherapeutinnen und -therapeuten mit einer ergänzenden Zusatzausbildung angewandt.

Für eine kleine eigene „Wohlfühl-Behandlung" verbindet eine Lavara-Massage die Prinzipien der Lymphdrainage - in einer stark vereinfachten Form - mit bewusster, vertiefter Atmung:
Sanfte, streichende Massagegriffe, ausgeführt im Rhythmus des ruhigen Atems, fördern den Fluss der Lymphe, und damit die Reinigung des Gewebes.

So wählte ich die Benennung "Lavara" in Anlehnung an das lateinische Verb lavare: reinigen.

Dieses Buch kann keine professionelle Therapie ersetzen, wenn diese indiziert und nötig ist.

Dennoch möchte es die Fähigkeit vermitteln, Körper und Seele mit Hilfe der Lymphdrainage-Grundsätze gut zu tun.

So geht es bei Lavara eher um Berührung als um Massage:

Zu Beginn kann es ungewohnt sein, sich auf so zarte, sanfte Weise zu begegnen Mit diesem Buch möchte ich Sie gerne einladen, über diese achtsame, liebevolle Zuwendung Ihrem Körper, Ihrer Seele, Ihrem Selbst Aufmerksamkeit zu schenken, und sich immer mehr in Ihrem Wesen und Ihrer inneren Schönheit zu erkennen, anzunehmen und wertzuschätzen; innezuhalten, sich aufzurichten, Ihren Körper, sich, bewusst zu fühlen und zu genießen.

1 Anatomie

Um die Anleitungen für eine Lavara-Behandlung leichter verstehen zu können, ist es eventuell hilfreich, vorher zu vergegenwärtigen, wie wundervoll unser Körper aufgebaut ist und wie fließend einzelne Abläufe aufeinander abgestimmt sind. Darum möchte ich vorab einen kleinen Einblick in die Anatomie im Zusammenhang mit dem Lymphgefäßsystem geben. Es steht in enger Beziehung zu Blut und Blutkreislauf; daher zum besseren Verständnis auch dazu eine kleine Zusammenfassung.

1.1 Blut und Blutkreislauf

Blut:

Im Kreislauf eines gesunden Erwachsenen zirkulieren etwa 4-6 Liter Blut. Es kann als "flüssiges Organ" bezeichnet werden, denn einerseits liefert es den Zellen des Körpers Sauerstoff, Nährstoffe und andere lebenswichtige Substanzen; andererseits führt es Kohlendioxid und Stoffwechsel-Abbauprodukte mit sich aus dem Gewebe ab.

Blut setzt sich zusammen aus einer farblosen Flüssigkeit, dem Blutplasma, und den sich darin befindenden roten und weißen Blutkörperchen (Erythrozyten und Leukozyten) sowie den Blutplättchen (Thrombozyten):

Blutplasma - es besteht vor allem aus Wasser - ist dabei eine sehr inhaltsreiche Flüssigkeit: Neben Nährstoffen wie Fetten, Zucker und Eiweißen enthält es noch viele weitere Substanzen wie z. B. Vitamine, Mineralien, Hormone und Enzyme.
Blutplasma ist die Flüssigkeit, die die genannten gelösten Stoffe zu den einzelnen Körperzellen transportiert. Es kann die dünnen Wände der feinsten Blutgefäße, der Kapillaren (Haargefäße), passieren und

steht so in direktem Austausch mit der Zwischenzellflüssigkeit, die unsre Zellen wie eine Nährlösung umgibt.

Der reibungslose Stoffaustausch zwischen Blutplasma und Gewebe ist einerseits wichtig für die Versorgung der einzeln
en Zellen mit Nährstoffen; gleichzeitig wird unser Körper von Stoffwechsel-Abbauprodukten auch wieder entlastet.

<u>Rote Blutkörperchen</u> sind für den Sauerstofftransport im verantwortlich.

<u>Weiße Blutkörperchen</u> stellen die Abwehrzellen des Körpers gegen Krankheitserreger und Fremdsubstanzen dar.

Bei Verletzungen sorgen <u>Blutplättchen</u> für die Blutgerinnung und damit den Verschluss und das Heilen einer Wunde.

Blutkreislauf:
Das Blut strömt fortwährend durch das geschlossene Adernetz der Blutgefäße.

Im <u>großen Kreislauf</u> zwischen dem Herzen und den Organen des Körpers bringen Arterien das Blut vom Herzen zu den Geweben. Das arterielle Blut ist reich an Sauerstoff und aufgespaltenen Nährstoffen. Im Bereich der Kapillaren - sie verbinden Arterien und Venen - kann Blutplasma aus den Gefäßen austreten:
Kapillaren bilden ein unvorstellbar dichtes Netz aus feinsten Blutgefäßen. Die dünnen Kapillarwände sind semipermeabel, also halbdurchlässig; die „Dicke" der Wand beträgt lediglich eine Zelle. In diesem unglaublich großen Flechtwerk filigranster Äderchen tauschen Blutplasma und Gewebswasser Wirkstoffe, Nährstoffe sowie Stoffwechsel-Rückstände aus.
Venen befördern sauerstoffarmes, mit Kohlendioxid und Stoffwechsel-Abbauprodukten „belastetes" Blut zurück zum Herzen. Dabei verhindern Klappen in den Wänden der Venen den Rückfluss

des "verbrauchten" Blutes. Venenklappen sind kleine, herzwärts öffnende Täschchen, die von rückwärts fließendem Blut gefüllt und damit geschlossen werden. So kann das Blut von Klappe zu Klappe zum Herzen strömen.

Gleichzeitig wird im <u>kleinen Kreislauf</u> "verbrauchtes" Blut vom Herzen zum Lungengewebe geleitet; hier wird es mit Sauerstoff angereichert und von Venen wieder zum Herzen gebracht, um von dort durch die Arterien des „großen Kreislaufs" zu allen Körperzellen fließen zu können.

1.2 Das Lymphsystem

Als lymphatisches System wird die Gesamtheit des aus mehreren Anteilen bestehenden lymphatischen Gewebes bezeichnet. Neben dem Adernetz der Lymphbahnen und den Lymphknoten gehören zu diesem Zusammenhang auch alle Organe - Rotes Knochenmark, Mandeln, Milz, Thymus und Lymphfollikel - die Abwehrstoffe (Lymphozyten) bilden können.

Das Lymphsystem ist damit äußerst vielseitig in seinen Funktionen für unseren Körper.

Es erfüllt eine doppelte Aufgabe: Zum einen dienen die Lymphbahnen der Ausleitung von Ablagerungen aus dem Gewebe und damit der inneren Reinhaltung des Körpers.

Zum anderen schützen die genannten weiteren lymphatischen Organe durch die Bildung der Abwehrstoffe vor Krankheitserregern.

1.2.1 Lymphflüssigkeit

Im Körper eines gesunden Erwachsenen bilden sich täglich - je nach Konstitution - zwei bis drei Liter Lymphe.

1.2.1.1 Entstehung

Als Lymphe (lat. *Lympha*, klares Wasser) wird die wässrige Flüssigkeit bezeichnet, die sich in den Lymphgefäßen befindet.

Unsere Körperzellen werden im Bereich der Kapillare über die Blutbahnen mit Wasser, Sauerstoff und Nährstoffen versorgt.
Bei einem Erwachsenen gelangen täglich etwa 20 Liter Flüssigkeit aus dem Blut in den Zwischenzell-Bereich. 17-18 Liter werden von hier wieder über den Blutkreislauf ausgeleitet. Aus den verbleibenden 2-3 Litern entsteht die Lymphflüssigkeit. Sie muss von den Lymphkapillaren aus dem Gewebe aufgenommen werden.

Gewebeflüssigkeit, die aus dem Zwischenzellbereich in das Lymphgefäßsystem gelangt ist, wird Lymphe genannt. Sie ist meist durchsichtig, klar; kommt sie aus dem Verdauungstrakt und weist einen hohen Fettgehalt auf, ist sie milchig trüb und wird als "Chylus" bezeichnet.

1.2.1.2 Zusammensetzung

Lymphflüssigkeit besteht aus folgenden Anteilen:
Lymphplasma (Wasser, Elektrolyte), Lymphozyten (weiße Blutkörperchen) und - besonders wichtig im Zusammenhang mit einer Lavara-Massage - der so genannten „lymphpflichtigen Last".

Unter „lymphpflichtiger Last" versteht man großmolekulare Stoffe, die nicht über das Blut, sondern mit der Lymphflüssigkeit über die Lymphbahnen aus dem Gewebe abtransportiert werden.

Zur „lymphpflichtigen Last" können gehören:
- Überreste von bereits verwerteten Proteinen
- Stoffwechsel-Abbauprodukte
- langkettige Fettsäuren
- Fremdstoffe, Krankheitserreger
- Zellreste
- gestaute Flüssigkeit

Mit der Ausleitung dieser Stoffe aus dem Gewebe zeigt sich die große Bedeutung des Lymphgefäß-Systems für die Reinigung und damit die Gesunderhaltung des Körpers.

1.2.2 Lymphbahnen

Mit der Funktion eines Drainage-Systems durchdringen Lymphgefäße den Körper.
Lymphbahnen schließen keinen Zyklus wie das Adernetz des Blutes, sondern bilden einen "Halb-Kreislauf":
Vergleichbar mit dem Wurzelsystem eines Baumes, beginnen Lymphbahnen frei als feinste Lymphkapillare im Zwischenzellbereich des Gewebes, verästeln und verbinden sich mehr und mehr zu größer werdenden Lymphbahnen, vereinigen sich zu Leitgefäßen, die in Transportgefäße und schließlich in Lymphstämme münden.

Die Lymphe fließt nur in eine Richtung: aus dem Gewebe zum Herzen, denn die beiden Haupt-Lymphstämme des Körpers ergießen sich vor dem Herz, im Bereich hinter den Schlüsselbeinknochen an den Verbindungsstellen je zweier Venen - den sogenannten Venen-Winkeln - in den Blutkreislauf. Die aufgenommene Lymphe des gesamten Körpers wird an dieser Stelle wieder dem Blut zugeführt. Mit dem Blut wird die Lymphe zur Leber weitergeleitet, damit die „lymphpflichtige Last" hier verstoffwechselt werden kann. Das heißt, die antransportierten Abbauprodukte werden so umgewandelt, dass sie mit dem Blut zu Niere und Darm gelangen und von dort ausgeschieden werden können.

1.2.2.1 Aufbau, Funktion und Verlauf

Innerhalb des Lymph-Halbkreislaufes werden die Gefäße je nach Größe und Anforderung in vier Abschnitte gegliedert:

a.) Lymphkapillaren:
Der Name "Kapillare" stammt von dem lateinischen Wort "capillus", das Haar, und macht damit schon die besondere Feinheit, die umschrieben werden soll, deutlich.
Lymphkapillaren, also die filigransten Lymphgefäße, sind die kleinste anatomische Einheit des Lymphgefäßsystems.

Lymphkapillaren beginnen fingerförmig frei im Zellzwischenraum. Sie liegen als winzige Drainageröhrchen mit einem offenen „Ende" im Gewebe und haben, Dank der Durchlässigkeit ihrer Wände die Fähigkeit, Flüssigkeit aufzunehmen. Die Zellen der Gefäßwände überlappen sich wie Dachziegel und sind mit dem Zwischenzell-Bereich durch feine Fasern (Ankerfilamente) verbunden; so können sie sich je nach Bedarf für Flüssigkeit aus dem Gewebe öffnen und schließen.
Ähnlich wie die Kapillaren der Blutbahnen sind sie allerfeinst verästelt und bilden ein komplexes Gefäßnetzwerk.

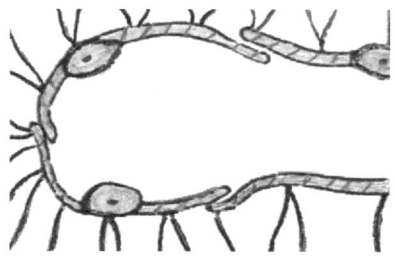

Lymphkapillare

b.) Leitgefäße:

Leitgefäße nehmen eine Mittelstellung zwischen Kapillaren und Transportgefäßen ein. Sie besitzen sowohl die Fähigkeit zur Flüssigkeitsaufnahme als auch zur Weiterleitung der Lymphe zu den größeren Gefäßen.

Für den Transport der Flüssigkeit in nur eine Richtung enthalten die Wände der Leitgefäße zum Teil schon sogenannte „glatte Muskulatur", das heißt selbstständig, autonom arbeitende Muskelzellen.

c.) Transportgefäße (Kollektoren):

Lymphkollektoren dienen ausschließlich der Weiterleitung der Lymphflüssigkeit.

Ihre Wände enthalten glatte Muskulatur und Klappen für den zentralwärts, also herzwärts gerichteten Lymphfluss.

Der Abschnitt zwischen zwei Klappen wird als Klappensegment, Lymphangion oder "Lymphherzchen" bezeichnet: Durch Kontraktion des „Lymphherzchens" wird die Lymphflüssigkeit von Klappensegment zu Klappensegment in Richtung Herz weitergeleitet.

Nach ihrer Lage werden die Kollektoren in folgende Bereiche eingeteilt:

Oberflächliche Kollektoren im Unterhaut-Fettgewebe entsorgen Haut und Unterhaut; sie verlaufen parallel zu Hautvenen und sind durch zahlreiche Querverbindungen mit anderen oberflächlichen Lymphkollektoren vernetzt, um Lymphstauungen vermeiden zu können.

Tiefe Kollektoren in Armen, Beinen und Rumpf entsorgen Muskeln, Gelenke und Bänder; sie befinden sich häufig in gemeinsamen Gefäßscheiden mit Arterien und Venen.

Eingeweide-Kollektoren entsorgen Organgewebe und begleiten meist die entsprechenden Organarterien.

d.) Lymphstämme:

Lymphstämme nehmen die gesammelte Flüssigkeit aus inneren Organen, Extremitäten und dazugehörigen Rumpfabschnitten auf. Sie münden letztlich in Form der beiden Haupt-Lymphstämme - des Milchbrustganges und des rechten großen Lymphganges - vor dem Herzen in die Venenwinkel, die Zusammenflüsse der Hals- und Armvenen. Hier wird die Lymphe aus dem gesamten Körpergewebe wieder dem Blut zugeführt.

Lymphstämme der unteren Körperhälfte:

Die Lenden-Lymphstämme vereinigen sich mit dem Bauch-Lymphstamm zum Milchbrustgang.

Dieser bringt die Lymphe der Beine, des Bauch- und Brustbereiches und des linken Armes zur linken Vereinigungsstelle zwischen Blut- und Lymphsystem vor dem Herzen.

Er ist mit ca. 40 cm Länge und 2-5 mm Durchmesser der größte Lymphstamm des Körpers. Der Bauchteil entspringt aus einer sackartigen Erweiterung, der Cisterna chyli, unterhalb des Zwerchfells, etwa auf Höhe des 1. Lendenwirbels. Hier wird die gesamte Lymphflüssigkeit aus der Bauchhöhle, der Beckenhöhle und aus den Beinen gesammelt. Da ein Großteil der im Darm aufgenommenen Fette über die Lymphe weitergeleitet wird, kann sie nach der Nahrungsaufnahme eine milchig-trübe Färbung aufweisen, die zur Bezeichnung „Milchbrustgang" geführt hat.

Im weiteren Verlauf durch den Oberkörper wird die Lymphe der Brustorgane, des linken Armes und der linken Kopfseite aufgenommen.

Lymphstämme der oberen Körperhälfte:

Der Luftröhrenstamm entsorgt die Kopf- und Halsregion.

Die Lymphe aus den Achsel-Lymphknoten, also den oberen Rumpfquadranten und den Armen wird vom Unterschlüsselbeinstamm aufgenommen.

Der Brusthöhlenstamm sammelt die Lymphe aus Bronchien, Lunge und dem mittleren Brustraum.

Auf der linken Seite führen diese drei Lymphstämme in den <u>Milchbrustgang</u> - er mündet in den linken Venenwinkel -, auf der rechten Seite vereinigen sie sich zum <u>rechten großen Lymphstamm</u>, der sich entsprechend in den rechten Venenwinkel ergießt.

Die Einmündungsstellen der Lymphgefäße in den Blutkreislauf - sie liegen etwa im Bereich der beiden Schlüsselbein-Gruben, hinter den Schlüsselbeinknochen - wurden von Dr. Vodder, dem Begründer der manuellen Lymphdrainage, als **Terminus** bezeichnet.

Die beschriebenen anatomischen Anordnungen sollen eine Orientierung über die Verläufe der Lymphbahnen vermitteln. Individuell angelegt und ausgeprägt, können die Lymphgefäße und die Verbindung mit dem Blutkreislauf eventuell davon leicht abweichend lokalisiert und ausgebildet sein.

Verlauf oberflächlicher Lymphbahnen und Lymphstämme:

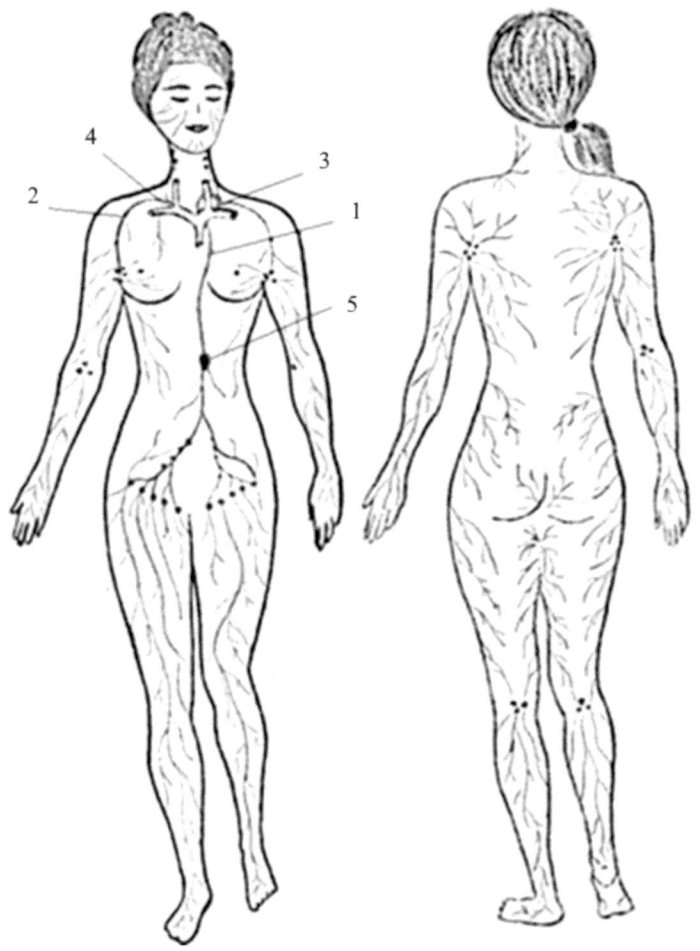

1 Milchbrustgang
2 rechter großer Lymphgang
3 linker Venenwinkel
4 rechter Venenwinkel
5 Cisterna Chyli

1.2.2.2 Aufnahme der Lymphflüssigkeit

Durch die Dehnung der Ankerfilamente kommt es zum Zug dieser Fasern an den dachziegelartig übereinander liegenden Wandzellen der Lymphkapillaren. Diese öffnen sich nun für einströmende Lymphe. Flüssigkeit, die sich zwischen den Zellen im Gewebe befindet, erhöht den Zug der Ankerfilamente an den Kapillarzellen und fördert so das Einsickern der Lymphe in ihre Bahnen.

Auch wiederholte Druckveränderungen im Zwischenzellbereich führen zur Dehnung der Ankerfilamente. Diese entstehen z. B. durch die Bewegung des Zwerchfells bei der Atmung, die Motorik der Bauchorgane oder die Kontraktionen der Skelettmuskulatur beim Wechsel von Anspannung und Entspannung.

Durch die Vertiefung der Atmung und ausgewogene Sportlichkeit besteht also die Möglichkeit, den Lymphfluss "in Bewegung" zu halten oder anzuregen.
Auch eine Lavara-Massage erreicht durch periodische, leichte Druckveränderung die Dehnung der Ankerfilamente und damit eine verstärkte Aufnahme der Lymphe in die Kapillaren.

1.2.2.3 Weiterleitung der Lymphflüssigkeit

Während das Blut - bewegt vom Herzen, im Puls spürbar - durch den Körper strömt, hat das Lymphgefäßsystem keine zentrale Pumpe. Es benötigt unterschiedliche Anregungen, um in einem steten Fluss zu bleiben:

Eigenmotorik der Lymphgefäße:
Eine große Bedeutung bei der Weiterleitung der Lymphflüssigkeit kommt den Lymphangionen, den "Lymphherzen": zu. Zur Erinnerung: Als "Lymphherzchen" bezeichnet man im Bereich der Transportgefäße die Adersegmente zwischen zwei Klappen. Gesteuert vom vegetativen Nervensystem können sie wie ein kleines

Herz pulsieren. In Ruhe "schlagen" sie ca. 5-10x pro Minute und leiten damit die Lymphflüssigkeit stetig in Richtung Terminus weiter. Durch körperliche Aktivität kann das Pulsieren der Lymphangione erhöht werden. Klappen an den Innenwänden der Bahnen verhindern - ähnlich wie in den Venen - den Rückfluss der Lymphe.

Pulsation der Arterien:
Durch den parallelen Verlauf von größeren Lymph- und Blutgefäßen in gemeinsamen Gefäßscheiden kann sich das Pulsieren der Arterien auf die Lymphbahnen übertragen und so den Lymphfluss fördern.

Muskel- u. Gelenkpumpe:
Anspannung und Entspannung der Muskulatur, sowie Bewegung der Gelenke, wirken anregend auf das Lymphgefäßsystem. Je häufiger Muskelkontraktionen und Gelenkbewegungen stattfinden, desto größer ist die Anregung des Transportes der Lymphflüssigkeit.

Flüssigkeitsdruck in den Gefäßen:
Die Muskulatur der Lymphgefäße reagiert auf den Dehnreiz, den vermehrt einströmende Flüssigkeit ausübt, mit kräftigeren, häufigeren Kontraktionen.

Bewegung des Zwerchfells:
Bei der Atmung verändern sich die Druckverhältnisse in den herznahen Venen, sodass sich die Flüssigkeit aus den Lymphstämmen leichter in die Venenwinkel ergießen kann.
Zudem liegen die Cisterna Chyli und wichtige größere Lymphbahnen im Bereich des Bauchraums. Eine tiefe Bauchatmung unterstützt und verstärkt auch hier den Fluss der Lymphe.

1.2.3 Lymphknoten

Der Körper besitzt etwa 600-700 Lymphknoten, deren Gesamtgewicht ungefähr 100 Gramm beträgt. Allein in der Hals-Rachen-Region befinden sich 100-200 Knoten.

Lymphknoten sind fest in den Lymph-Halbkreislauf integriert, denn die Adern des Lymphgefäß-Systems führen durch die Knoten wie durch Filterstationen hindurch.

1.2.3.1 Aufbau und Aufgaben

Ein Lymphknoten ist ca. 2-10 mm groß und meist oval, oder bohnenförmig.
Er besteht aus einer Kapsel, gebildet aus straffem Bindegewebe, in der sich ein engmaschiges Lymphader-Flechtwerk befindet.
Mehrere feine, zuführende Gefäße bringen die Lymphe ins Knoteninnere, einzelne stärkere, ableitende Lymphbahnen führen die Lymphflüssigkeit aus dem Knoten hinaus und auf dem Weg durch den Körper weiter.

Lymphknoten dienen der teilweisen Reinigung der Lymphflüssigkeit von Stoffwechsel-Abbauprodukten, Schadstoffen und Krankheits-erregern.

Des Weiteren erfüllen Lymphknoten mit der Bildung von Abwehrstoffen - Lymphozyten - eine wichtige Aufgabe für das Immunsystem; Lymphozyten richten sich gegen Krankheitserreger, also Bakterien, Viren oder Pilze.
Darüber hinaus helfen Lymphknoten, das Flüssigkeits-Gleichgewicht im Körper aufrecht zu erhalten, da sie die Fähigkeit besitzen, Lymphe zurückzuhalten, sie zu speichern, oder bei Bedarf zur Verfügung zu stellen.

1.2.3.2 Lage der Lymphknoten

Lymphknoten sind entweder in Gruppen an Knoten-Sammelpunkten oder als Knotenketten an den Lymphbahnen entlang angeordnet.

Lymphregionen:
Regionäre Lymphknoten entsorgen bestimmte zugehörige Körperbereiche oder Organe.
Bei Entzündungen sind die entsprechenden Lymphknoten eines betroffenen Gebietes vergrößert und zum Teil mit den Fingerspitzen tastbar.

Ihnen übergeordnet sind die Sammel-Lymphknoten, die ihren Zufluss aus mehreren großen Lymphbahnen erhalten.

Lymphatische Wasserscheiden:
Die jeweiligen Bereiche einzelner Lymphknoten-Ansammlungen werden durch lymphgefäßarme Zonen voneinander getrennt.
Zum Beispiel verlaufen zwei sogenannte lymphatische Wasserscheiden senkrecht und waagerecht etwa auf Höhe des Bauchnabels; sie teilen den Rumpf in vier Lymphregionen: je zwei unter- und oberhalb des Nabels mit entsprechendem Verlauf der oberflächlichen Lymphbahnen zu den Achsel- oder Leisten-Lymphknoten.

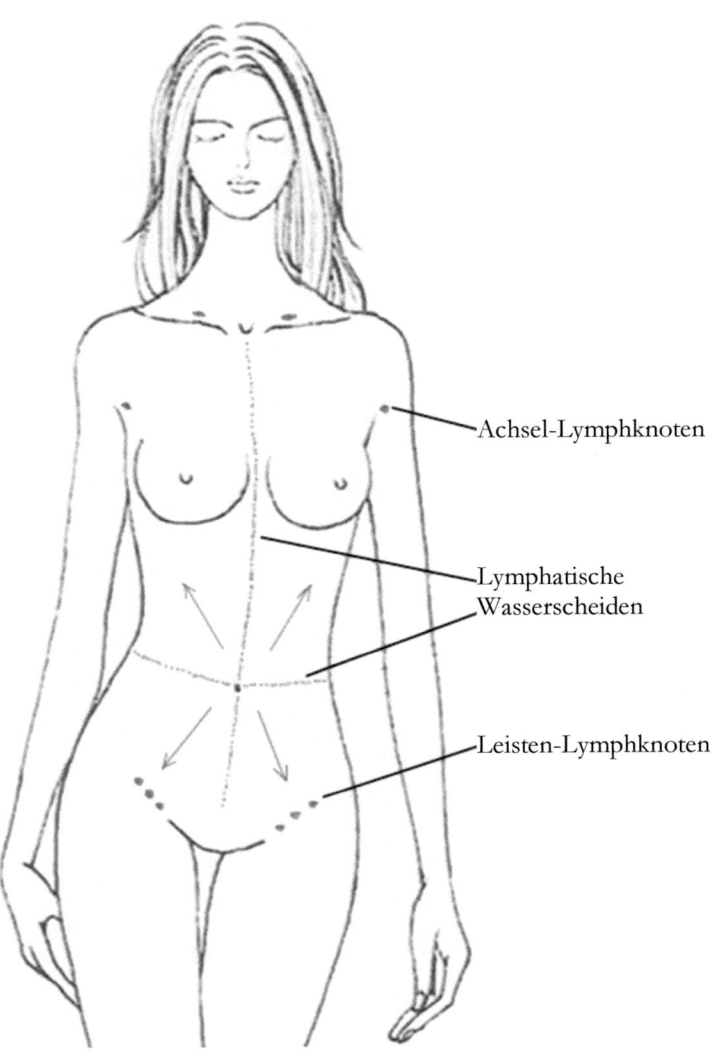

Achsel-Lymphknoten

Lymphatische
Wasserscheiden

Leisten-Lymphknoten

Ausgewählte Lymphknoten und ihre zugehörigen Bereiche:

Im Einzelnen sind die folgenden Lymphknoten-Sammelpunkte für die jeweils aufgeführten Bereiche verantwortlich:

- untere Hals-Lymphknoten (im „Terminusbereich") :
Schultergürtel oberhalb des Schlüsselbeins, gesamte Hals-und Kopfregion, Schilddrüse, obere Anteile der Brustdrüsen, Teile der Luft- und Speiseröhre;

- Obere Hals-Lymphknoten:
Hals- und Kopf- Lymphknoten;

- Ohrspeicheldrüsen-Lymphknoten:
Ohrspeicheldrüse, äußerer Gehörgang, Paukenhöhle;

- Hinter den Ohren gelegene Lymphknoten:
Kopfhaut des Scheitelbereiches, hintere Fläche der Ohrmuschel, Haut über dem Warzenfortsatz;

- Vor den Ohren gelegene Lymphknoten:
Haut der Schläfen- und Stirnregion; Vorderfläche der Ohrmuschel, äußerer Teil der Augenlider und Bindehaut;

- Unter dem Unterkieferwinkel gelegene Lymphknoten:
Zahnfleisch, Zunge, Mundboden mit dort gelegenen Speicheldrüsen, Gaumen, Lippen, Wangen, Nase, Unterlider, inneres Drittel der Oberlider und der Bindehaut;

- Unter dem Kinn gelegene Lymphknoten:
Unterlippe, Kinnregion, vorderer Anteil der Mundboden-Schleimhaut und zugehöriges Zahnfleisch;

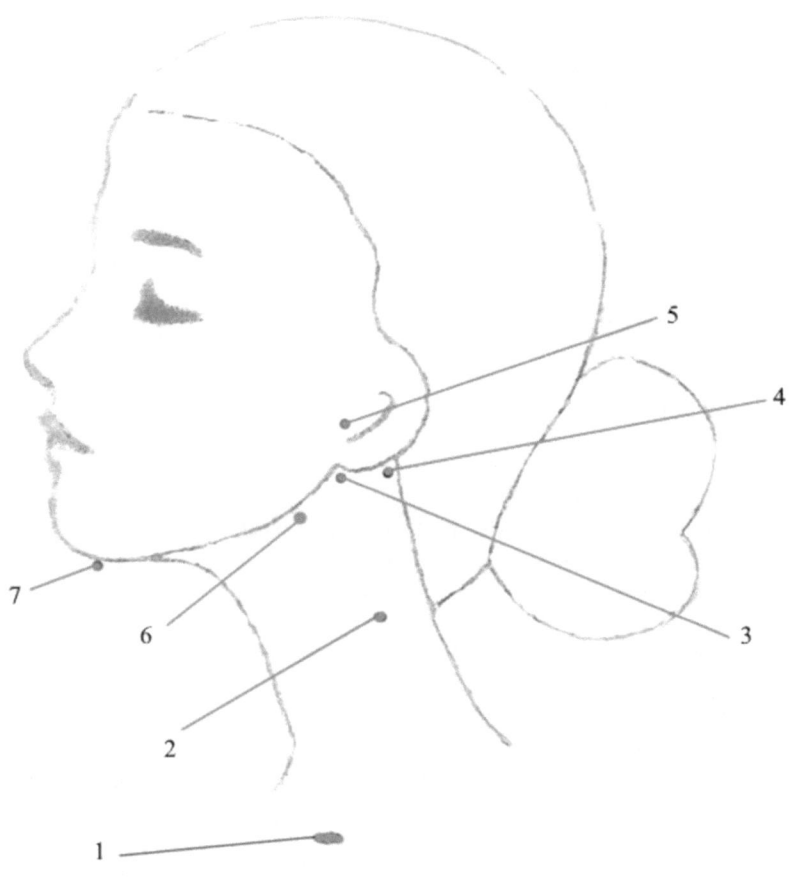

1 untere Hals-Lymphknoten/Terminusbereich
2 obere Hals-Lymphknoten
3 Ohrspeicheldrüsen-Lymphknoten
4 hinter den Ohren gelegene Lymphknoten
5 vor den Ohren gelegene Lymphknoten
6 unter dem Unterkieferwinkel gelegene Lymphknoten
7 unter dem Kinn gelegene Lymphknoten

- Hinterhaupts-Lymphknoten:
Hinterkopf;

- Brustbein-Lymphknoten:
Brustfell, Brustwand und obere Anteile der vorderen Bauchwand, mittlere Anteile der Brustdrüsen;

- Achsel-Lymphknoten:
Haut und Brustmuskulatur des oberen Rumpfquadranten, Brustdrüsen, Arm und Schultergürtel;

- Ellenbeugen-Lymphknoten:
Haut, Muskulatur, Bänder und Gelenke von Unterarm und Hand;

- Lenden-Lymphknoten:
Becken-Lymphknoten, Nieren, Nebennieren und Hoden/Eierstöcke, Uterus;

- Becken-Lymphknoten:
Leisten-Lymphknoten, Harnblase, Beckenorgane (Prostata, Samenleiter- und bläschen / Gebärmutter, obere Anteile der Scheide) Beckenwand, und -organe, Gesäßmuskulatur;

- Leisten-Lymphknoten:
Lenden- und Gesäßregion, Haut und Unterhautgewebe unterhalb des Nabels, äußere Genitalien, Damm;
Kniekehlen-Lymphknoten, Muskeln, Gelenke, Bänder der Beine, unteres Drittel der Scheide, Eileiterwinkel der Gebärmutter;

- Kniekehlen-Lymphknoten:
Fuß- und Unterschenkelbereiche, Knieregion;

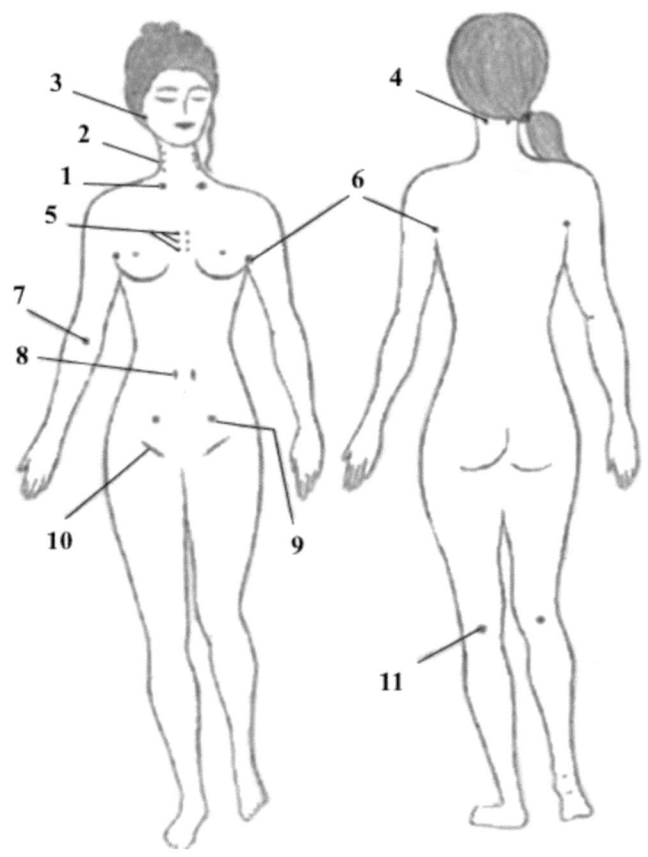

1 Terminusbereich
2 obere Halslymphknoten
3 vor den Ohren gelegene Lymphknoten
4 Hinterhaupt-Lymphknoten
5 Brustbein-Lymphknoten
6 Achsel-Lymphknoten
7 Ellenbeugen-Lymphknoten
8 Lenden-Lymphknoten
9 Becken-Lymphknoten
10 Leisten-Lymphknoten
11 Kniekehlen-Lymphknoten

Nochmals zusammenfassend:

Das Gefäßnetz der Lymphbahnen sorgt für den Abtransport von großmolekularen Stoffen und Wasser aus dem Gewebe, reinigt also unseren Körper von Stoffwechsel- Rückstände, Ablagerungen, überalterten Körperzellen, Schadstoffen und eingedrungenen Krankheitserregern.

Lymphknoten sind für eine teilweise Klärung der Lymphe sowie für die Bildung von Abwehrstoffen verantwortlich.

Das Lymphsystem hat damit eine große Bedeutung für die Reinigung, Regeneration und damit die Gesunderhaltung des Körpers.

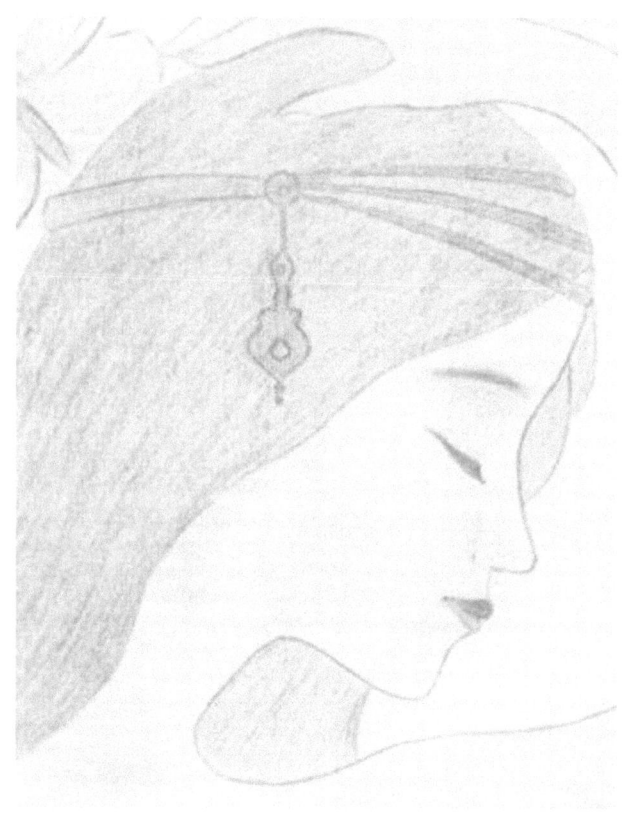

2 Lavara

Eine Lavara-Behandlung - mit ihrer charakteristischen Art der Berührung - ist als Einladung gedacht; sie möchte ein Weg sein, über die bewusst liebevolle Verbindung mit dem eigenen Körper Wertschätzung, Achtsamkeit, Selbstannahme und Selbstliebe zu leben.

2.1 Hintergrund und Wirkung

Lymphdrainage, wohl eine der sanftesten aller Massagen, ermöglicht eine tiefenwirksame Reinigung des Körpers:
Sehr leichte, streichende und kreisende Massagegriffe entlang den Lymphbahnen, und auf den Lymphknoten fördern den Fluss der Lymphe und damit die Ausleitung von Ablagerungen aus dem Gewebe.

Eine klassische, therapeutische Lymphdrainage bewirkt durch vielfältige spezielle Handgriffe das vermehrte Einströmen von Gewebeflüssigkeit in das Lymphgefäßsystem. Zudem regt sie das Schlagvolumen der Lymphangione an und fördert damit die Weiterleitung der Lymphflüssigkeit in den Gefäßen. So kann sie z. B. bei Ödemen (Wasseransammlungen) nach Verletzungen erfolgreich angewandt werden.
Durch den vermehrten Abtransport von „lymphpflichtiger Last" entsteht im nun geklärten Bereich zwischen den Zellen Raum für die Aufnahme von Nährstoffen aus dem Blut; Versorgung, Funktionsfähigkeit und Regeneration des Gewebes können so unterstützt werden.

Lavara greift die Prinzipien der Lymphdrainage auf, reduziert und vereinfacht sie: behutsame, streichende Massagegriffe, ausgeführt in der Langsamkeit des eigenen ruhigen Atem-Rhythmus, auch hier entlang den Lymphbahnen und auf den Lymphknoten, fördern den Fluss der Lymphe.

Durch die so schon erreichbare erhöhte Aufnahme der „lymphpflichtigen Last" aus dem Gewebe unterstützt Lavara die Reinigung des Körpers.

Durch Langsamkeit, Leichtigkeit und Sanftheit der Lavara-Massage, sowie durch die Bewusstwerdung und Vertiefung der Atmung kann es zu einer beruhigenden Wirkung auf das vegetative (autonome) Nervensystem und zur Entspannung der Muskulatur kommen.

Der Körper erfährt eine aufbauende Regenerationsphase.

Körper und Seele sind zudem kaum zu trennen.

So können die Achtsamkeit, die für eine Lavara-Berührung kennzeichnend ist, und die bewusste Wahrnehmung der eigenen Atmung nach und nach in den Alltag einfließen, und zu einem Bestandteil des täglichen Umgehens mit uns selbst werden.

Das sanfte „Streichen" über den Körper kann zu „Streicheleinheiten" für die Seele werden.

Vielleicht sind Sie auch vertraut mit dem therapeutischen Ansatz, sich seinem „inneren Kind" liebevoll anzunähern, seine Ängste wahr und ernst zu nehmen. Das kleine Mädchen, der kleine Junge in uns steht dabei als Bild für Verletzungen, die wir in der Kindheit erfahren haben, und die uns bis heute als „wunde Punkte", Dünnhäutigkeit, besondere Empfindlichkeit und Verwundbarkeit begleiten.

Wenn es uns als Erwachsenen gelingt, das „innere Kind" in uns zu fühlen, zu beruhigen, es sich sicher, gesehen, richtig und geliebt fühlen zu lassen, fällt es uns meist leichter, in Situationen, die uns bisher schnell unangemessen gekränkt haben, gelassener, klarer und in tiefer Selbstliebe zu bleiben.

Unterstützend zu Meditationen und Visualisierungen zur Heilung des „inneren Kindes" können die sanften Berührungen unseres Körpers dabei helfen, uns auch auf diesem Weg mit einem Teil unseres Selbst liebevoll zu verbinden.

2.2 Die Bedeutung der Atmung

Die Atmung kann den Fluss der Lymphe unterstützen:
Die vertiefte Einatmung lässt den entspannten Bauraum weit werden; so kann vermehrt Lymphe aus den unteren Körperbereichen in die Cisterna chyli - die Sammelblase für die Lymphe des Bein- und Bauchbereiches - fließen.

Das Einsinken des Bauches bei der Ausatmung unterstützt die Entleerung der Cisterna chyli. Die hier zusammengeströmte Lymphe wird jetzt in den Milchbrustgang weitergeleitet. Dort verweilt sie kurzzeitig bis zur nächsten Einatmungsphase, um dann zu den Venenwinkeln zu fließen.

Während der Einatmung kommt es zum Druckabfall in den herznahen Venen und damit zu einem erleichterten Einströmen der Lymphe aus den beiden Haupt-Lymphstämmen - dem Milchbrustgang und dem rechten großen Lymphgang - in die Venenwinkel. Gleichzeitig bewirkt die Einatmung eine Beschleunigung des Blutstromes in den Venen und so ein zusätzliches „Ansaugen" der Lymphflüssigkeit in den Blutkreislauf.

Neben der Anregung des Lymphflusses kann die bewusste, achtsame Vertiefung der Atmung das Gefühl für die eigene Lebendigkeit, innere Mitte, und für die Verbundenheit von Körper, Geist und Seele vertiefen und damit Ruhe, Entspanntheit, erhöhte Sensibilität und bewusstes Spüren des eigenen Selbst erleichtern.

2.3 Kontraindikationen

Vor der Lavara-Massage muss, wegen der Einwirkung auf Lymphknoten und Lymphbahnen sowie das Flüssigkeitsgleichgewicht des Körpers sichergestellt sein, dass keine gesundheitlichen Beeinträchtigungen vorliegen. Besonders folgende Zusammenhänge sollten in jeden Fall Beachtung finden:

Bei diesen Erkrankungen darf eine Lavara-Behandlung **nicht** stattfinden:
- Arteriosklerose, Gefäß-Aussackungen oder -Verengungen, Thrombose-Neigung (Emboliegefahr)
- Herzschwäche, Herzrhythmusstörungen (Belastung für Kreislauf und Herz)
- Krebserkrankung (Verbreitung veränderter Zellen)
- Hypotonie, zu niedriger Blutdruck (Kreislaufbelastung)
- Akute oder chronische Entzündungen, Ekzeme, Infekte (Ausbreitung der Keime oder Giftstoffe)
- Tuberkulose (Aktivierung der eingekapselten Erreger)
- Akuter Gichtanfall, akute Gelenkentzündung (Verbreitung der Entzündungsstoffe)
- Asthma bronchiale (evtl. Auslösung eines Anfalls)
- Akute allergische Reaktion (Ausweitung der Histamin-Wirkungen)
- Schilddrüsenerkrankungen (Anregung der Schilddrüse)
- Schwangerschaft und Stillzeit (Übertragung gelöster Ablagerungen auf das Kind)
- Leber-, Nieren-, und Darmerkrankungen (Überforderung der Entgiftungs- und Ausleitungsorgane)
- Wenn vergrößerte oder verhärtete Lymphknoten feststellet werden, sollte vor einer Lavara-Massage erst eine medizinische Klärung der Ursachen erfolgen.

Vor jeder Anwendung müssen mögliche Kontraindikationen sorgfältig überprüft und ausgeschlossen werden.
Im Zweifel sollte eine Behandlung verschoben werden.
An dieser Stelle geht Ihre Gesundheit auf jeden Fall immer vor.

Bei Unsicherheiten bezüglich der Kontraindikationen sollte ein Arzt oder eine Ärztin aufgesucht werden.

2.4 Grundsätze

Vor einer Lavara-Massage muss sicher sein, dass alle in Kap. 2.3. genannten <u>Kontraindikationen</u> ausschlossen werden können.

Zu Beginn jeder Behandlung sollte für ein paar Minuten auf die <u>Atmung</u> geachtet werden, bis sie allmählich ruhig und gleichmäßig wird. Bei jedem Atemzug werden Bauch und Brustkorb weit. Der Atem kann sich langsam vertiefen (siehe auch das Kapitel 2.2 „Die Bedeutung der Atmung").

Am Anfang - nach dem ersten achtsamen Ankommen der Hände auf dem Körper - und am Ende jeder Behandlung und jedes Behandlungsbereiches werden in fünf- bis siebenmaliger Wiederholung großflächige, sanfte <u>Ausstreichungen</u> auf dem entsprechenden Körperteil in Lymphfluss-Richtung durchgeführt.

Die Lavara-Massage beginnt dann mit der vorsichtigen Anregung des Bereiches der Schlüsselbein-Gruben (Terminus); diese bewirkt eine <u>„Öffnung" der Venen-Winkel.</u>
Zur Erinnerung: Hier münden die beiden Haupt-Lymphstämme des Körpers in den Blutkreislauf. Durch leichte, streichende Massagegriffe der Fingerspitzen im Terminus-Bereich, entsteht eine Art „Sog-Wirkung". Die Lymphe beginnt, verstärkt zu fließen, ihr Einströmen in den Blutkreislauf wird gefördert.

Die Lymphknoten-Sammelpunkte eines Körperteils werden zum Beginn eines Behandlungsabschnittes „vorbereitet".

Die Impulsrichtungen der Massagegriffe orientieren sich konsequent am Fluss der Lymphe durch die oberflächlich liegenden Bahnen zu den Knoten, bzw. zum Terminus.

Die Griffe der Lavara-Massage werden sehr sanft, sehr langsam, im Rhythmus des Atems, mit fünf- bis siebenmaliger Wiederholung ausgeführt.

Je zarter das zu behandelnde Gewebe beschaffen ist, desto leichter ist der Massagedruck auszuüben (besonders im Bereich der Augen).

Lavara-Griffe dürfen keine Schmerzen oder Hautrötungen verursachen.

Wie bei einigen Therapieformen kann es auch zu Beginn einer Lavara-Behandlung kurzzeitig zu körperlichen Reaktionen kommen, die als sogenannte „Erstverschlimmerungen" bezeichnet werden. Möglich sind zum Beispiel leichte Kopfschmerzen, Hauterscheinungen oder die Veränderung des Geruchs des Körpers oder der Ausscheidungen, als Zeichen dafür, dass sich Ablagerungen aus dem Gewebe lösen und bis zur vollständigen Ausleitung Symptome verursachen.
Bei dauerhaften Krankheitserscheinungen sollte ein Arzt oder eine Ärztin aufgesucht werden.

Eine Nachruhe von etwa 15 Minuten im Anschluss an die Behandlung erhöht die Effektivität der Massage. Die Anregung des Lymphflusses kann sich jetzt im Körper ausdehnen und ihre Tiefenwirksamkcit entfalten.

Begleitend zu einer Lavara-Massage sollten etwa 2 Liter gesunde Flüssigkeit am Tag getrunken werden, damit Ablagerungen, die möglicherweise gelöst werden, rasch aus dem Körper geleitet werden können.

Eine genussvolle, ausgewogene, basenreiche, gesunde Ernährung kann die Lavara-Anwendung wirksam ergänzen.

2.5 Massagegriffe

Lavara reduziert die Komplexität der klassischen manuellen Lymphdrainage auf Streichungen.
Die Tiefenwirksamkeit wird durch die Orientierung am Verlauf vor allem der oberflächlichen Lymphbahnen in Sanftheit, betonter Langsamkeit sowie durch die Vertiefung der Atmung erreicht.

Großflächige Ausstreichungen:
Bei der Basis-Anwendung, bzw. an Beginn und Ende jeder Lavara-Behandlung und der Massage jedes einzelnen Bereiches, werden großflächige Ausstreichungen durchgeführt; es handelt sich dabei um lange, sanfte Streichungen der flach aufgelegten Fingerspitzen oder Hände über einem gesamten Körperteil in Lymphfluss-Richtung.

Streichgriffe:
Die Fingerspitzen oder die flach aufgelegten Hände streichen über die Haut. Die Impulsrichtung der Griffe orientiert sich wieder am Verlauf der Lymphbahnen und dem Fluss der Lymphe.
Im Unterschied zu den großflächigen Ausstreichungen werden die Streichgriffe konkret auf kleinen Bereichen eines Körperteils angewandt, um durch die Konzentration auf eine bestimmte begrenzte Region die Wirkung hier gezielt zu vertiefen und zu intensivieren.

Die Ausführung der Griffe orientiert sich am ruhigen Atemrhythmus in fünf- bis siebenmaliger Wiederholung.

Bei allen Streichungen soll „nur" Flüssigkeit in ihre Bahnen, bzw. in diesen voran geleitet werden. Dafür ist es ausreichend, sehr leichte Berührungen auszuführen.

2 6 Basis-Anwendung

Als Einstieg in die Lavara-Massage ist es hilfreich, sich mit den Verläufen der Lymphbahnen durch den Körper und den wichtigsten Knoten-Sammelbereichen vertraut zu machen.

Bereits durch die im Folgenden beschriebene „Basis-Behandlung" besteht die Möglichkeit, den Lymphfluss anzuregen und zu unterstützen.

> **Die im Kap. 2.3 genannten „Kontra-Indikationen" sollten auch jetzt schon beachtet werden.**

Zur Vereinfachung der Behandlung müssen die Griffabfolgen noch nicht im Atemrhythmus ausgeführt werden, damit man sich ganz auf die Berührungen der Hände konzentrieren kann. Dennoch ist es gut, sich schon an die Langsamkeit einer Lavara-Massage zu halten.
Die beschriebenen Streichungen werden jeweils in fünf- bis siebenmaliger Wiederholung, der Richtung des Lymphflusses folgend ausgeführt.
Liebe Leserin, lieber Leser, für die Anleitung der Lavara-Massage habe ich im Folgenden die Form der persönlichen Anrede gewählt, um die Ausführungen möglichst leicht verständlich formulieren zu können.

Anleitung der Basis-Anwendung

Sitzen Sie bitte bequem, entspannt und aufrecht.

Atmen Sie ruhig und gleichmäßig.

- Streichen Sie, über der Mitte des Brustbeins ansetzend nach außen, angedeutet in die Richtung der Achsel-Lymphknoten.

Der Brustkorb kann sich weiten; die Atmung kann sich vertiefen.

- Legen Sie die Fingerspitzen Ihrer rechten Hand vorsichtig außen in der linken Schlüsselbein-Grube auf und führen Sie hier kleine Streichgriffe - parallel zu den Schlüsselbeinknochen - ca. 2-3 cm zur Mitte hin aus; wiederholen Sie diese Behandlung mit der linken Hand in der rechten Schlüsselbein-Grube.

- Streichen Sie nacheinander über die Lymphknoten-Bereiche seitlich des Halses, danach hinter/unter und vor den Ohren, unterhalb des Unterkieferwinkels und des Kinns, sowie unterhalb der Schädelkante, jeweils in Lymphfluss-Richtung.

- Legen Sie Ihre Hände flächig auf Ihr Gesicht und streichen Sie schräg nach außen/unten.

- Fahren Sie, auf dem Scheitel ansetzend, über den Kopf, die Rückseite des Halses und die Schultern in Richtung Terminus nach unten.

- Streichen Sie nochmals vorsichtig über die Bereiche unterhalb des Kinns und des Unterkieferwinkels, um die Ohren, an den Seiten des Halses und auf dem Terminus.

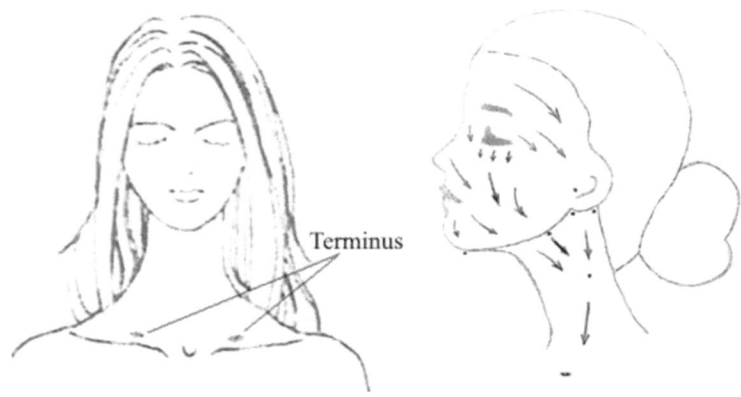

Terminus

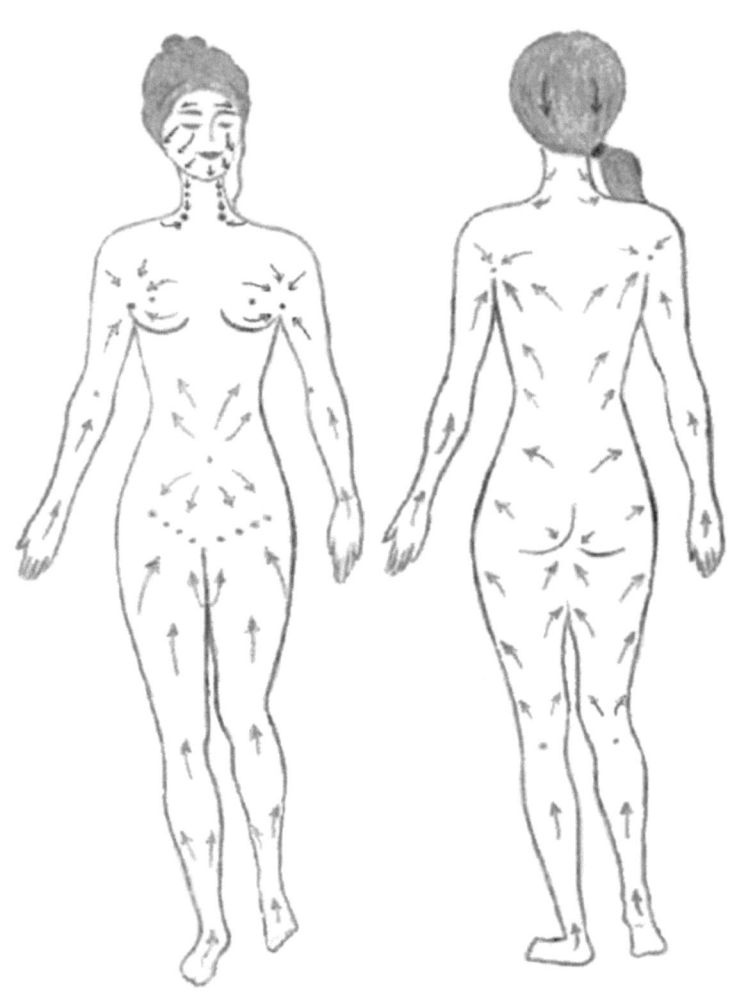

- Führen Sie anschließend mit Ihrer rechten Hand leichte Streichungen auf den Achsel-Lymphknoten der linken Körperseite aus.

- Streichen Sie nun behutsam an diesem Arm von den Fingerspitzen über die Hand, den Unter- und den Oberarm hinauf zu den Knoten in der Achselhöhle.

- Fahren Sie nochmals über die Achsel-Lymphknoten des linken Armes.

- Wechseln Sie zu Ihrem rechten Arm und wiederholen Sie hier die beschriebene Behandlung.

- Führen Sie mit Ihrer flach aufgelegten Hand an der Außenseite der linken Brust, unterhalb der Armhöhle beginnend behutsame Streichungen in Richtung der Achsel-Lymphknoten aus.

- Wiederholen Sie diese Behandlung an der rechten Körperseite.

- Massieren Sie mit achtsamen Streichungen den Brustbereich in Lymphfluss-Richtung zu den Achsel-Lymphknoten.

- Streichen Sie im Bereich des Bauches oberhalb der lymphatischen Wasserscheiden auf Höhe des Nabels nach seitlich oben (angedeutet Richtung Achsel-Lymphknoten), und unterhalb des Nabels nach seitlich unten (Richtung Leisten-Lymphknoten).

- Fahren Sie nun mit den Fingerspitzen über die Leisten-Lymphknoten.

- Gleiten Sie am unteren Rücken, in der Mitte beginnend zu den Seiten über den Hüft- und Taillenbereich nach vorne zu den Leistenknoten.

- Streichen Sie nochmals über die Leisten-Lymphknoten.

- Massieren Sie am linken Bein, an den Zehen beginnend über Fuß, Knöchel, Unter- und Oberschenkel mit großflächigen Ausstreichungen bis zu den Leisten-Lymphknoten hinauf.

- Wechseln Sie zu Ihrem anderen Bein und wiederholen Sie hier die Streichungen.

- Massieren Sie nochmals leicht den Bereich der Leisten-Lymphknoten.

- Fahren Sie mit Ihren Fingerspitzen über die Achsel-Lymphknoten erst der linken, dann der rechten Körperseite und schließlich auf dem Terminus, außen beginnend zur Mitte.
- Beenden Sie die Behandlung mit Streichungen über das Brustbein, in der Mitte ansetzend nach außen, wie sie auch zum Beginn der Massage ausgeführt wurden.

Mit einer Nachruhe von etwa 15 Minuten jetzt im Anschluss an die Massage entsteht die Tiefenwirksamkeit Ihrer Anwendung.
Liegen Sie bitte noch für einige Momente bequem und entspannt.
Lauschen Sie Ihrem ruhigen, tiefen Atmen.

Wiederholen Sie diese Basis-Behandlung am besten, bis Ihnen die Langsamkeit der Lavara-Massage und vor allem die Richtungen und Verläufe der Lymphbahnen ganz vertraut sind.

2.7 Behandlungs-Abfolgen einer Ganzkörper-Massage

> **Bitte beachten Sie die „ Kontra-Indikationen" in Kap 2.3**

Die nun folgenden Griffanwendungen werden mit jeder ruhigen Ausatmung durchgeführt. Falls sich im Verlauf der Behandlung des Körpers, die Atmung sehr verlangsamt, kann ggf. je ein Griff während einer Ein- und einer Ausatemphase erfolgen.

Die großflächigen Ausstreichungen und die konzentrierteren, gezielteren Streichgriffe werden in 5-7-maliger Wiederholung angewandt.

Behandlung des Halses und des Gesichtes:
Sitzen Sie bitte bequem, aufrecht und entspannt.
Atmen Sie ruhig und gleichmäßig. Vertiefen Sie Ihre Atmung.
- Beginnen Sie mit Ausstreichungen: Gleiten Sie mit Ihren flach aufgelegten Händen, über der Mitte des Brustbeins ansetzend nach außen, angedeutet in die Richtung der Achsel-Lymphknoten.
Der Brustkorb kann sich weiten; die Atmung kann sich vertiefen.
- Bereiten Sie Ihren Terminus vor: Legen Sie dafür Ihre Fingerspitzen vorsichtig jeweils außen in den Schlüsselbein-Gruben auf und streichen Sie von hier mit leichtem Druck - parallel zu den Schlüsselbeinknochen - ca. 2-3 cm nach innen.
- Nun folgen Streichgriffe erst auf der einen, dann auf der anderen Schulter, anschließend zu beiden Seiten der Hals-Wirbelsäule - also an der Rückseite des Halses - und unterhalb der Hinterhaupt-Kante.
- Behandeln Sie sich nochmals seitlich der Halswirbelsäule, auf den Schultern und wieder auf dem Terminus.
- Kommen Sie dann zu Streichungen über den Lymphknoten
        - an den Seiten des Halses,
        - in den Bereichen hinter/unter und vor den Ohren,
        - in der Region unterhalb des Unterkieferwinkels
        - und unterhalb des Kinns;

- Beginnen Sie jetzt im Gesicht mit großflächigen Ausstreichungen: Legen Sie Ihre Hände auf und lassen Sie sie nach außen/unten gleiten.

- Streichen Sie mit Ihren flach aufgelegten Fingern über Kinn und Unterkiefer, sowie seitlich und oberhalb des Mundes, nach außen/unten zu den Knoten unterhalb des Kinns und des Unterkieferwinkels.

- Fahren Sie über Nase und Wangen, auch hier wieder dem Verlauf der Lymphbahnen zu den Knoten unterhalb des Unterkieferwinkels folgend.

- Führen Sie Streichgriffe um die Augen herum aus. Achten Sie hier besonders darauf, sehr vorsichtig zu massieren.

- Fahren Sie fort mit leichten Streichungen über die Augenbrauen, von der Mitte nach außen.

- Behandeln Sie anschließend Schläfen und Stirn, dem Verlauf der Bahnen zu den Knoten im Bereich der Ohren felgend.

- Führen Sie sanfte Streichungen über die Knoten unterhalb des Kinns und des Unterkieferwinkels, vor, hinter/unter den Ohren und an den Seiten des Halses durch, um erneut zu der Behandlung des Terminus' zu gelangen.

- Den Abschluss der Massage des Gesichtes bilden flächige Ausstreichungen, wie sie zum Beginn dieses Abschnittes beschrieben sind.

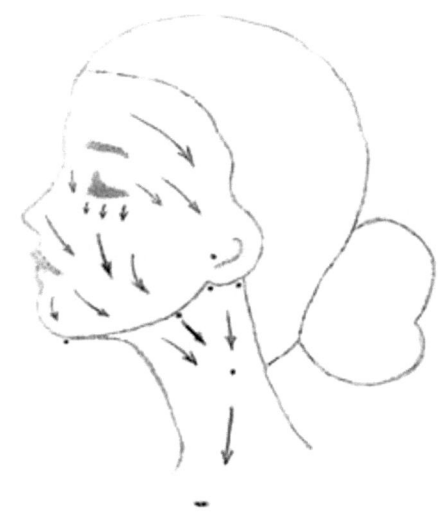

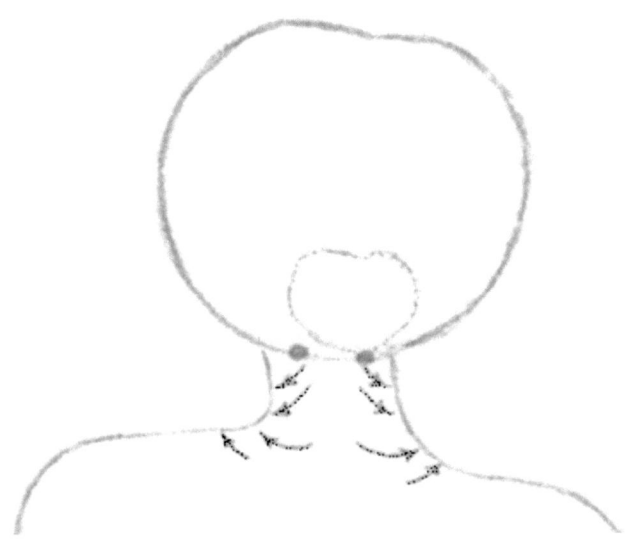

<u>Behandlung des Kopfes:</u>
Sitzen Sie bitte bequem, entspannt und aufrecht.
Atmen Sie ruhig und gleichmäßig.

- Beginnen Sie mit Ausstreichungen: Gleiten Sie mit Ihren Händen, am Scheitel beginnend, über die Kopfseiten, den Hinterkopf und die Hals-Wirbelsäule nach unten.

- Führen Sie Streichgriffe am Terminus, dann auf der linken und auf der rechten Schulter sowie an den Seiten der Hals-Wirbelsäule aus und gelangen Sie auf gleichem Weg wieder zurück bis zum Terminus.

- Kommen Sie mit Streichungen vom Terminus über die Schultern und die Seiten der Hals-Wirbelsäule bis zum Bereich unterhalb der Hinterhaupt-Kante.

- Fahren Sie fort mit Streichgriffen über die Seiten des Kopfes und den Hinterkopf; kommen Sie über die Hinterhauptkante und die Rückseite des Halses wieder zum Terminus.

- Beenden Sie die Behandlung Ihres Kopfes mit großflächigen Ausstreichungen, wie sie zum Beginn der Massage dieses Bereiches beschrieben sind.

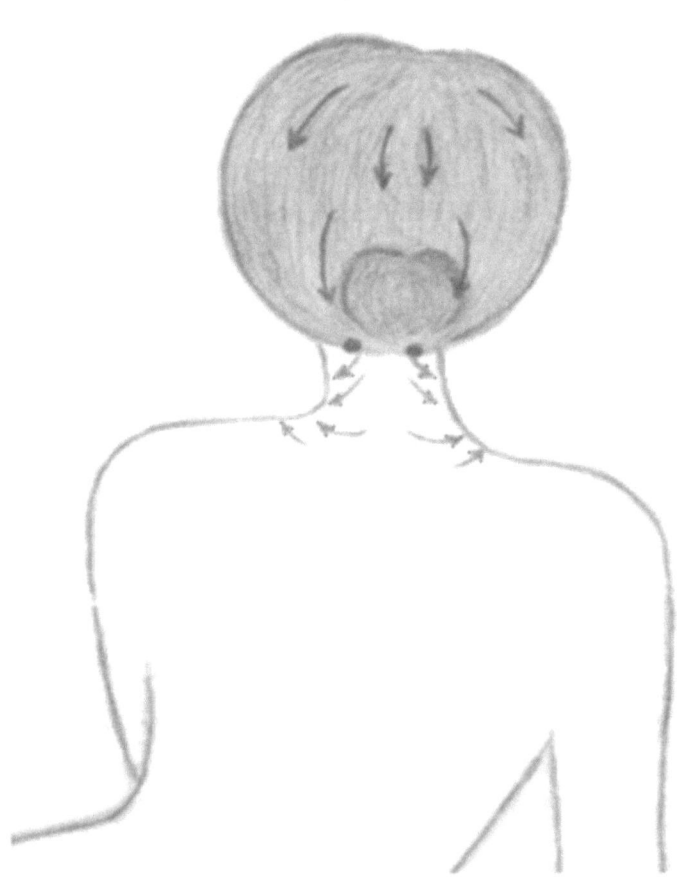

Behandlung der Arme und Hände:

Sitzen Sie bitte weiter bequem und atmen Sie ruhig und gleichmäßig.

- Beginnen Sie mit Ausstreichungen des linken Armes: Gleiten Sie, an der Hand ansetzend über Innen- und Außenseite des Armes nach oben.
- Streichen Sie vorsichtig über die Achsel-Lymphknoten.
- Führen Sie Streichgriffe auf der Schulter aus.
- Kommen Sie zu Streichgriffen am inneren Bereich des Oberarms; (die Griffe lassen sich hier leichter mit der Außenseite der Finger durchführen).
- Nun folgen Streichgriffe an Vorder-, Außen- und Rückseite des Oberarms, jeweils dem Verlauf der Lymphbahnen folgend über die Vorder- bzw. Rückseite des Armes zu den Achsel-Lymphknoten.
- Kommen Sie zu Streichgriffen auf den Lymphknoten in der Ellenbeuge; fahren Sie danach über die Außenseite des Ellenbogens.
- Anschließend folgen Streichgriffe an der Innen- und der Außenseite des Unterarms, sowie an Innen- und Außenseite des Handgelenks.
- Fahren Sie fort mit Streichgriffen auf dem Handrücken und in der Handinnenfläche, und kommen Sie zu Ihren Finger.
- Üben Sie erneut Streichgriffe an Innen- und Außenseite der Hand, des Handgelenks und des Unterarms aus.
- Streichen Sie mit Ihren Fingerspitzen über die Ellenbeugen-Lymphknoten.
- Behandeln Sie Ihren Oberarm und die Schulter mit Streichgriffen.
- Lassen Sie Ihre Finger über die Achsel-Lymphknoten und anschließend über den Terminus streichen.
- Beenden Sie die Behandlung Ihres Armes mit großflächigen Ausstreichungen, wie sie zum Beginn dieses Abschnittes beschrieben sind, und wiederholen Sie die gesamte Anwendung an Ihrem rechten Arm.

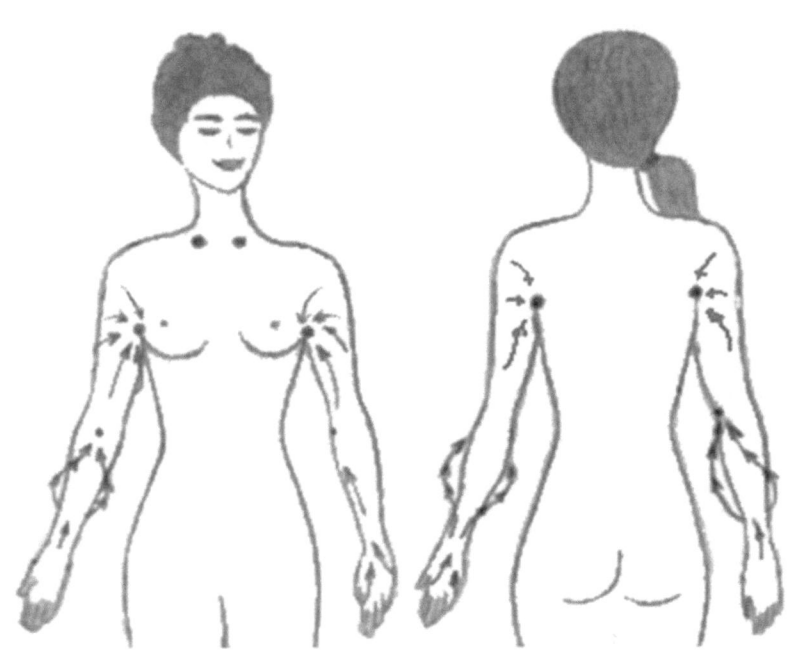

<u>Behandlung der Brust:</u>
Sitzen oder liegen Sie bitte bequem und entspannt.
Atmen Sie ruhig und gleichmäßig.
- Beginnen Sie mit Ausstreichungen, über der Mitte des Brustbeins ansetzend nach außen, angedeutet in die Richtung der Achsel-Lymphknoten.
- Lassen Sie Ihre Finger über die Achsel-Lymphknoten Ihrer linken Brust streichen.
- Nun folgen Streichgriffe im oberen und unteren Bereich der Brust, jeweils dem Verlauf der Lymphbahnen folgend.
- Behandeln Sie sich mit Streichgriffen unterhalb der Brust auf Ihrem Brustkorb.
- Streichen Sie an der Außenseite der Brust mit Ihrer flach aufgelegten Hand nach oben.
- Lassen Sie Ihre Finger sanft über die Achsel-Lymphknoten streichen.
- Wechseln Sie zu Ihrer rechten Körperseite und wiederholen Sie hier die beschriebenen Massage-Ausführungen.
- Den Abschluss dieser Behandlungs-Sequenz bilden wieder Ausstreichungen im Brustbeinbereich, wie sie zum Beginn des Abschnittes beschrieben sind.

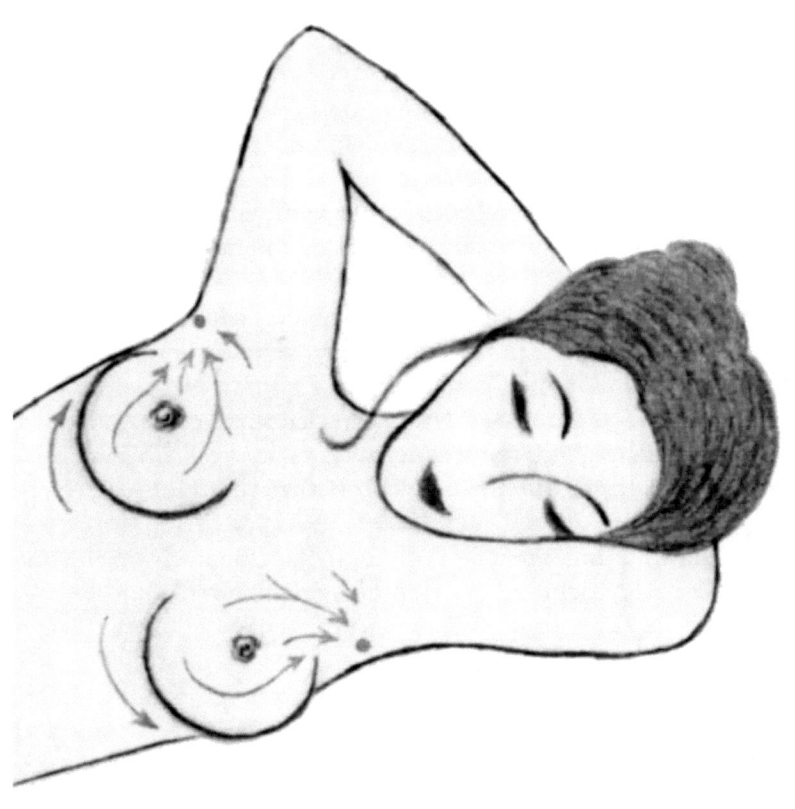

Behandlung des Bauches:

Sitzen oder liegen Sie bitte bequem. Atmen Sie ruhig und gleichmäßig. (Kurz zur Erinnerung: Durch den Nabel verlaufen senkrecht und waagerecht zwei lymphatische Wasserescheiden. Sie teilen den Bereich des Bauches in vier Lymphregionen mit entsprechendem Verlauf der oberflächlichen Lymphbahnen nach seitlich oben zu den Achsel-Lymphknoten bzw. nach unten zu den Leisten-Lymphknoten.)

- Beginnen Sie mit Ausstreichungen: Fahren Sie, im Bereich oberhalb der lymphatischen Wasserscheide auf Höhe des Nabels mit den Handflächen nach seitlich/oben, angedeutet in die Richtung der Achsel-Lymphknoten bis zu Ihren Rippen, und unterhalb des Nabels nach seitlich/unten zu Ihren Leisten-Lymphknoten.

- Streichen Sie über die Achsel-Lymphknoten beider Seiten.

- Massieren Sie sich mit behutsamen Griffen zwischen Ihren Rippenbögen, im Bereich gerade oberhalb Ihres Nabels, unterhalb Ihres Brustbeins: Fahren Sie dafür, dem Einsinken des Bauches bei der Ausatmung folgend, mit leichtem Druck in die Tiefe nach oben.

- Führen Sie Streichgriffe im Bereich oberhalb der Höhe des Nabels nach seitlich/oben aus.

- Streichen Sie im seitlichen oberen Bauchbereich nach oben, angedeutet in die Richtung der Achsel-Lymphknoten.

- Fahren Sie nun mit den Fingerspitzen über Ihre Leisten-Lymphknoten.

- Behandeln Sie sich mit Streichgriffen im mittleren und seitlichen Bauchbereich unterhalb der Höhe des Nabels in Richtung der Leisten-Lymphknoten.

- Lassen Sie Ihre Fingerspitzen erneut über die Leisten-Lymphknoten streichen.

- Kommen Sie nochmals zu Streichgriffen in der Mitte und an den Seiten des Bauches, unterhalb des Nabels in Richtung der Leisten-Lymphknoten.

- Streichen Sie oberhalb des Nabels im mittleren und seitlichen Bauchbereich in Richtung Achsel-Lymphknoten, behandeln Sie sich noch einmal zwischen Ihren Rippenbögen und auf den Achsel-Lymphknoten beider Seiten.

- Beenden Sie die Behandlung Ihres Bauches wieder mit Ausstreichungen, wie sie zum Beginn dieses Bereiches beschrieben sind.

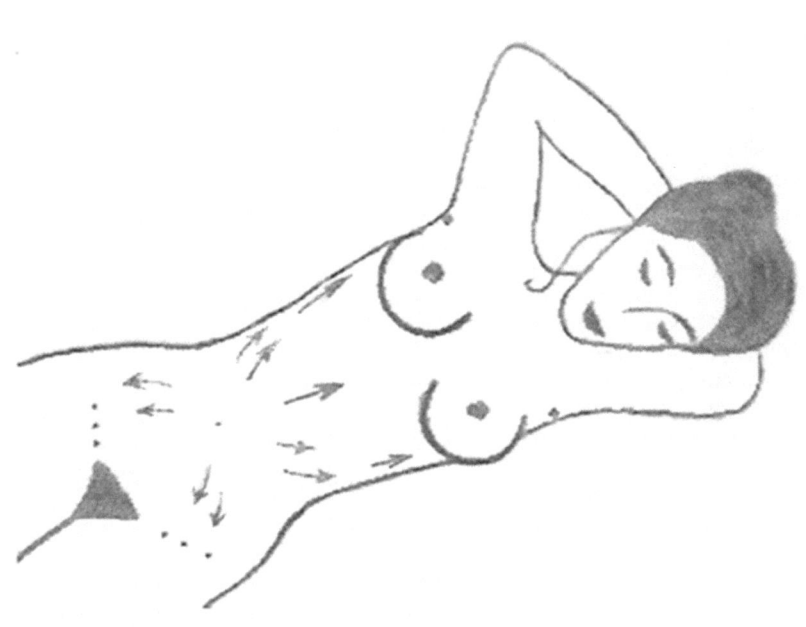

Behandlung des unteren Rückens:
Sitzen Sie bitte bequem, atmen Sie ruhig und gleichmäßig.

- Streichen Sie, an Ihrem unteren Rücken beginnend, in der Mitte ansetzend, über die Seiten Ihres Hüft- und Taillenbereiches nach vorne zu den Leisten-Lymphknoten.
- Lassen Sie Ihre Finger über die Leistenknoten streichen.
- Behandeln Sie Ihren Taillen- und Hüftbereich, dem Verlauf der Lymphbahnen folgend mit Streichungen.
- Kommen Sie zu Streichgriffen am unteren Rücken, seitlich links und rechts der Wirbelsäule.
- Wiederholen Sie die Griffe im unteren Taillen- und Hüftbereich.
- Lassen Sie nochmals Ihre Finger über die Leisten-Lymphknoten streichen.
- Beenden Sie die Behandlung Ihres unteren Rückens mit großflächigen Ausstreichungen, wie sie zum Beginn dieses Abschnittes beschrieben sind.

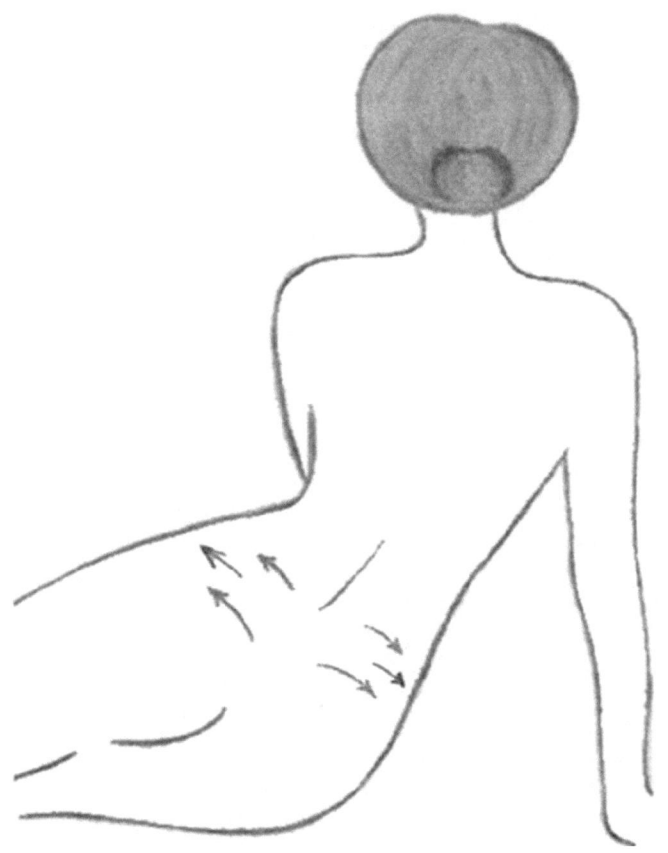

Behandlung der Beine:

Sitzen Sie bitte bequem, am besten auf dem Boden, atmen Sie ruhig und gleichmäßig.

Stellen Sie Ihr linkes Bein leicht angewinkelt auf, sodass Sie mit Ihren Händen Ihren Fuß erreichen können.

- Beginnen Sie mit Ausstreichungen: Gleiten Sie mit Ihren Händen, am Fuß ansetzend über das gesamte Bein nach oben.

- Streichen Sie sanft mit Ihren Fingern über die Leisten-Lymphknoten dieses Beines.

- Führen Sie Streichgriffe auf Ihrer Hüfte und an Innen-, Vorder-, Außen- und Rückseite des Oberschenkels aus. In der Mitte der Rückseite teilen sich die Verläufe der Lymphbahnen durch eine lymphatische Wasserscheide wie an einer Strumpfnaht und führen jeweils über die Außen- oder die Innenseite des Beines nach vorne/oben zu den Leisten-Lymphknoten.

- Nun folgen Streichgriffe auf den Lymphknoten in der Kniekehle, sowie im Bereich des gesamten Knies.

- Kommen Sie zu Streichgriffen an Innen-, Vorder-, Außen- und Rückseite des Unterschenkels.

- Führen Sie nun Streichgriffe um das Fußgelenk, sowie auf dem Fußrücken, der Fußsohle und an den Zehen aus.

- Behandeln Sie erneut den Unterschenkel und das Knie mit Streichgriffen.

- Lassen Sie Ihre Finger über die Knoten in der Kniekehle streichen.

- Führen Sie nochmals Streichgriffe am Oberschenkel und an der Hüfte aus.

- Streichen Sie über die Leisten-Lymphknoten dieser Seite.

- Beenden Sie die Behandlung mit großflächigen Ausstreichungen, wie sie zum Beginn des Abschnittes beschrieben wurden, und wiederholen Sie die Anwendung an Ihrem rechten Bein.

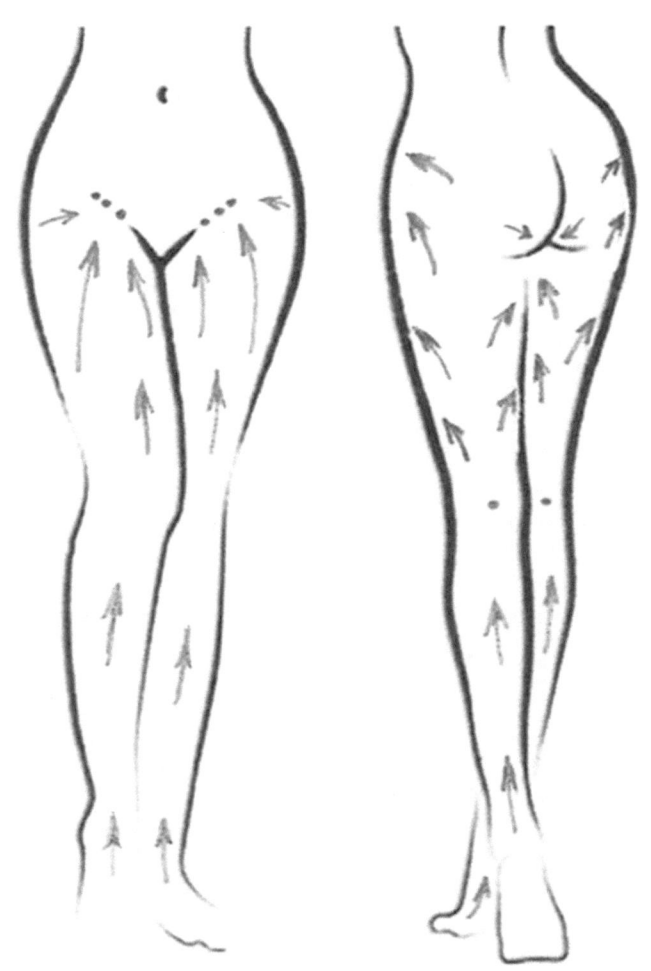

Nun sind Sie fast am Ende Ihrer Lavara-Massage angelangt.
Vertiefen Sie jetzt die bisher erreichte Wirkung, indem Sie nochmals über folgende Bereiche streichen:

- Leisten-Lymphknoten,
- zwischen den Rippenbögen unterhalb des Brustbeins nach oben,
- Achsel-Lymphknoten
- Schlüsselbein-Gruben (Terminus).

Beenden Sie Ihre Behandlung mit Streichungen über Ihr Brustbein, in der Mitte beginnend nach außen.

Mit einer Nachruhe von etwa 15 Minuten jetzt im Anschluss an die Massage entsteht die Tiefenwirksamkeit Ihrer Anwendung.
Bitte liegen Sie noch für einige Momente in Stille bequem und entspannt. Lassen Sie Ihrem Lymphfluss die Ruhe, durch Ihren Körper zu „strömen"; lauschen Sie Ihrem tiefen Atmen.

2.8 Persönliche Lieblingsbereiche

Bitte achten Sie auf die „Kontra-Indikationen" aus Kap. 2.3.

Um gezielt einzelne Körperbereiche zu bedenken, können durch konzentrierte Massageanwendungen Schwerpunkte im Gesicht, am Kopf, an den Armen, an Brust und Bauch oder an den Beinen gesetzt werden.

Die Behandlungen ausgewählter Bereiche ähneln in der Ausführung den Teilmassagen innerhalb der Ganzkörper-Anwendung, sind dabei aber ausführlicher und länger in einzelnen, kleiner definierten Regionen verweilend.

Durch diese Konzentration kann sich die Wirkung verstärken und intensivieren.

In den jeweiligen Behandlungs-Verläufen werden die großflächigen Ausstreichungen und die Streichgriffe wieder in 5-7-maliger Wiederholung im gleichmäßigen, ruhigen Rhythmus des vertieften Atems ausgeführt.

Die Impulsrichtung der Griffe orientiert sich nach wie vor am Verlauf der Lymphbahnen und dem Fluss der Lymphe.

2.8.1 Gesichts-Massage

Sitzen oder liegen Sie bitte bequem und entspannt.
Atmen Sie ruhig und gleichmäßig.

- Beginnen Sie mit Ausstreichungen: Gleiten Sie mit Ihren flach aufgelegten Händen über der Mitte Ihres Brustbeins ansetzend nach außen, angedeutet in die Richtung der Achsel-Lymphknoten. Der Brustkorb kann sich weiten; die Atmung kann sich vertiefen.
- Bereiten Sie Ihren Terminus vor: Legen Sie dafür Ihre Fingerspitzen vorsichtig jeweils außen in den Schlüsselbein-Gruben auf und streichen Sie von hier mit leichtem Druck - parallel zu den Schlüsselbeinknochen - ca. 2-3 cm nach innen.
- Kommen Sie nacheinander zu Streichungen über den Lymphknoten an den Seiten des Halses, in den Bereichen hinter/unter und vor Ihren Ohren und in der Regionen unterhalb des Unterkieferwinkels und des Kinns.
- Behandeln Sie sich in umgekehrter Reihenfolge wieder zurück bis zum Terminus.
- Fahren Sie fort mit Streichgriffen noch einmal an den Seiten des Halses, hinter/unter und vor den Ohren, sowie in den Regionen unterhalb des Unterkieferwinkels und des Kinns.
- Beginnen Sie jetzt im Gesicht mit großflächigen Ausstreichungen: Legen Sie Ihre Hände auf und lassen Sie sie nach außen/unten gleiten.
- Kommen Sie zu Streichgriffen auf dem Unterkiefer und dem Kinn, sowie in den Bereichen seitlich und oberhalb des Mundes, an Ihren Wangen und an Ihrer Nase.
- Gehen Sie weiter zum Bereich der Augen. Führen Sie sanfte Streichgriffe unterhalb der Augen, auf den Augenlidern und auf den Augenbrauen aus. Achten Sie hier ganz besonders darauf, sich sehr vorsichtig zu berühren.
- Behandeln Sie anschließend den Schläfenbereich, die äußeren Stirnanteile und die Stirnmitte mit leichten Streichgriffen.
- Wiederholen Sie die Behandlung Ihrer Augen, der Nase, der Wangen, sowie der Mund-, Kiefer- und Kinnregion.

- Kommen Sie über die Knoten in den Bereichen des Kinns und des Unterkieferwinkels, der Ohren und des Halses wieder zurück bis zum Terminus.

- Behandeln Sie sich nochmals von Ihrem Terminus über die Hals-, Ohren-, Unterkieferwinkel- und Kinnregionen über Ihr Gesicht bis zur Stirn.

- Enden Sie im Gesicht mit großflächigen Ausstreichungen aus der Gesichtsmitte nach außen/unten.

- Kommen Sie noch einmal über die Knoten in den Bereichen des Kinns, des Unterkiefers, der Ohren und des Halses zurück bis zum Terminus.

- Beenden Sie die Behandlung Ihres Gesichtes mit Ausstreichungen, wie sie zum Beginn dieses Abschnittes beschrieben sind.

Mit einer Nachruhe von etwa 15 Minuten jetzt im Anschluss an die Massage entsteht die Tiefenwirksamkeit Ihrer Anwendung.

Bitte liegen Sie noch für einige Momente bequem und entspannt, lauschen Sie Ihrem tiefen Atmen.

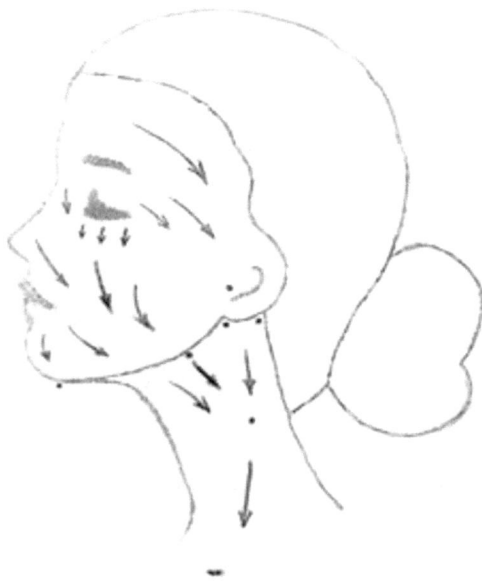

2.8.2 Kopf- und Nacken-Massage

Sitzen Sie bitte bequem, entspannt und aufrecht.
Atmen Sie ruhig und gleichmäßig. Vertiefen Sie Ihre Atmung.
- Beginnen Sie mit Ausstreichungen: Gleiten Sie mit Ihren flach aufgelegten Händen über der Mitte Ihres Brustbeins ansetzend nach außen, angedeutet in die Richtung Ihrer Achsel-Lymphknoten; der Brustkorb kann sich weiten; die Atmung kann sich vertiefen.
- Bereiten Sie Ihren Terminus vor: Legen Sie dafür Ihre Fingerspitzen vorsichtig jeweils außen in den Schlüsselbein-Gruben auf und streichen Sie von hier mit leichtem Druck - parallel zu den Schlüsselbeinknochen - ca. 2-3 cm nach innen.
- Kommen Sie zu Streichungen über den Lymphknoten an den Seiten des Halses, in den Bereichen hinter/unter den Ohren, nochmals an den Seiten des Halses und auf dem Terminus.
- Nun folgen sanfte Streichgriffe erst auf der einen, dann auf der anderen Schulter, zu beiden Seiten der Hals-Wirbelsäule und im Bereich unterhalb der Hinterhaupt-Kante
- Beginnen Sie an Ihrem Kopf mit großflächigen Ausstreichungen: Gleiten Sie mit Ihren Händen, am Scheitel beginnend, über die Kopfseiten und den Hinterkopf nach unten.
- Gelangen Sie über die Hinterhaupt-Kante und die beiden Seiten der Hals-Wirbelsäule wieder zurück bis zum Terminus.
- Kommen Sie nochmals mit Streichgriffen vom Terminus über Ihre Schultern, die Seiten der Hals-Wirbelsäule bis zur Hinterhaupt-Kante und streichen Sie über Ihren Hinterkopf.
- Fahren Sie fort mit Streichungen an den Seiten des Kopfes und auf dem Scheitel.
Massieren Sie sich erneut an den Seiten des Kopfes und am Hinterkopf, unterhalb der Schädelkante, an den Seiten der Hals-Wirbelsäule, auf den Schultern und am Terminus.
- Führen Sie noch einmal Streichgriffe auf Ihren Schultern, an den Seiten der Hals-Wirbelsäule und unterhalb der Hinterhaupt-Kante aus.

- Behandeln Sie sich mit Streichgriffen am Hinterhaupt, an den Seiten des Kopfes und auf dem Scheitel.

- Enden Sie an Ihrem Kopf mit großflächigen Ausstreichungen: Gleiten Sie wieder mit Ihren Händen, am Scheitel beginnend, über die Kopfseiten und den Hinterkopf nach unten.

- Gelangen Sie über die Schädelkante, die Seiten der Hals-Wirbelsäule und die Schultern zurück bis zum Terminus.

- Beenden Sie die Behandlung Ihres Kopfes mit Ausstreichungen, wie sie zum Beginn der Massage dieses Bereiches beschrieben sind.

Mit einer Nachruhe von etwa 15 Minuten jetzt im Anschluss entsteht die Tiefenwirksamkeit Ihrer Anwendung.

Bitte liegen Sie noch für einige Momente bequem und entspannt, lauschen Sie Ihrem tiefen Atmen.

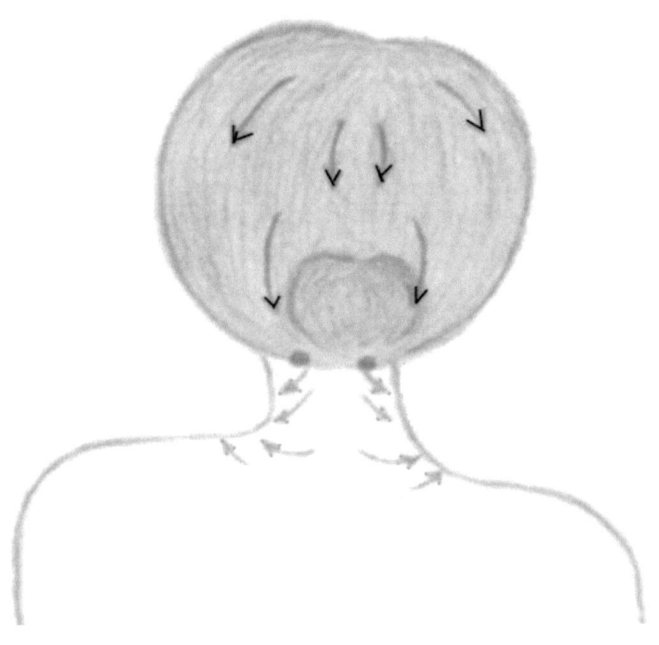

2.8.3 Arm-Massage

Sitzen Sie bitte bequem, entspannt und aufrecht.
Atmen Sie ruhig und gleichmäßig. Vertiefen Sie Ihre Atmung.
- Beginnen Sie mit Ausstreichungen: fahren Sie mit Ihren flach aufgelegten Händen, über der Mitte Ihres Brustbeins ansetzend nach außen, angedeutet in die Richtung der Achsel-Lymphknoten. Der Brustkorb kann sich weiten; die Atmung kann sich vertiefen.
- Bereiten Sie Ihren Terminus vor: Legen Sie dafür Ihre Fingerspitzen vorsichtig jeweils außen in den Schlüsselbein-Gruben auf und streichen Sie von hier mit leichtem Druck - parallel zu den Schlüsselbeinknochen - ca. 2-3 cm nach innen.
- Kommen Sie zu Streichgriffen auf den Achsel-Lymphknoten Ihres linken Armes.
- Gleiten Sie anschließend großflächig an diesem Arm, an der Hand beginnend, über Innen- und Außenseite des Armes nach oben.
- Lassen Sie Ihre Finger noch einmal über die Achsel-Lymphknoten fahren.
- Führen Sie Streichgriffe an der Schulter aus.
- Kommen Sie zum inneren Bereich des Oberarms; (die Griffe lassen sich hier auch mit der Außenseite der Finger ausführen).
- Führen Sie Streichgriffe an Vorder-, Außen- und Rückseite des Oberarms aus, fahren Sie dafür jeweils, dem Verlauf der Lymphbahnen folgend über die Vorder- bzw. Rückseite des Armes zu den Achsel-Lymphknoten.
- Kommen Sie zu den Lymphknoten in der Ellenbeuge; streichen Sie anschließend außen über den Ellenbogen.
- Wiederholen Sie die Behandlung Ihres Oberarmes und der Achsel-Lymphknoten.
- Fahren Sie nochmals über die Ellenbeugen-Lymphknoten.
- Lassen Sie nun Streichgriffe an der Innen- und der Außenseite Ihres Unterarms, sowie an Innen- und Außenseite des Handgelenks folgen.
- Führen Sie Streichgriffen auf dem Handrücken und an der Innenseite der Hand aus.

- Streichen Sie über jeden einzelnen Ihrer Finger in Richtung Ihrer Hand.

- Behandeln Sie noch einmal den Handrücken und die Handinnenfläche, sowie Innen- und Außenseite des Handgelenkes und des Unterarmes.

- Streichen Sie über Ihre Ellenbeugen-Lymphknoten.

- Behandeln Sie erneut Innen-, Vorder-, Außen- und Rückseite des Oberarmes.

- Führen Sie Streichgriffe an der Schulter aus.

- Streichen Sie über Ihre Achsel-Lymphknoten.

- Kommen Sie zu behutsamen Griffen an Ihrem Terminus.

- Schließen Sie die Massage dieses Armes mit Ausstreichungen über Hand, Unter- und Oberarm ab, und wiederholen Sie die gesamte Abfolge an Ihrem rechten Arm.

- Beenden Sie die Behandlung Ihrer Arme mit Streichungen über das Brustbein, wie sie zum Beginn des Abschnittes beschrieben sind.

Mit einer Nachruhe von etwa 15 Minuten jetzt im Anschluss entsteht die Tiefenwirksamkeit Ihrer Anwendung.

Bitte liegen Sie noch für einige Momente bequem und entspannt, lauschen Sie Ihrem tiefen Atmen.

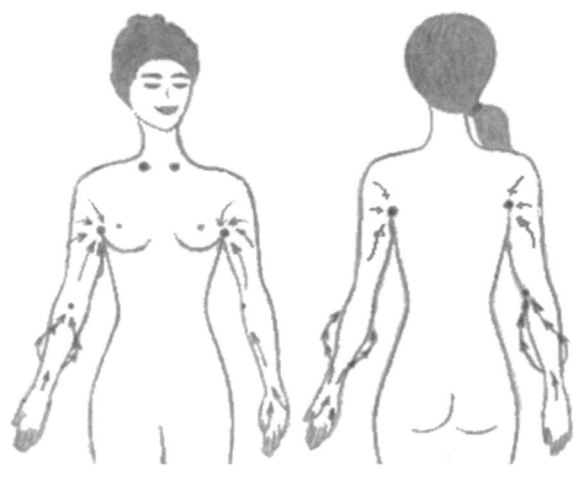

2.8.4 Brust-Massage

Liegen Sie bitte bequem und entspannt. Atmen Sie ruhig und gleichmäßig. Vertiefen Sie Ihre Atmung.

- Beginnen Sie mit Ausstreichungen, über der Mitte des Brustbeins ansetzend nach außen, angedeutet in die Richtung der Achsel-Lymphknoten. Der Brustkorb kann sich weiten; die Atmung kann sich vertiefen.
- Bereiten Sie Ihren Terminus vor: Legen Sie dafür Ihre Fingerspitzen vorsichtig jeweils außen in den Schlüsselbein-Gruben auf und streichen Sie von hier mit leichtem Druck - parallel zu den Schlüsselbeinknochen - ca. 2-3 cm nach innen.
- Lassen Sie Ihre Finger über die Achsel-Lymphknoten Ihrer linken Körperseite fahren.
- Führen Sie mit Ihrer flach aufgelegten Hand an der Außenseite der Brust, unterhalb der Armhöhle, behutsame Streichungen in Richtung der Achsel-Lymphknoten aus.
- Nun folgen Streichgriffe im oberen und unteren Bereich der Brust, jeweils dem Verlauf der Lymphbahnen folgend.
- Behandeln Sie sich mit Streichgriffen unterhalb der Brust auf Ihrem Brustkorb.
- Kommen Sie noch einmal zur Außenseite der Brust unterhalb der Armhöhle, dem oberen und unteren Bereich der Brust und zu Ihrem Brustkorb.
- Streichen Sie über Ihren Achsel-Lymphknoten.
- Wechseln Sie zu Ihrer rechten Körperseite und wiederholen Sie hier die beschriebenen Massage-Ausführungen.
- Streichen Sie noch einmal über die Achsel-Lymphknoten beider Seiten und kommen Sie zu Ihrem Terminus.
- Beenden Sie die Behandlung mit Ausstreichungen im Verlauf der Lymphbahnen über das Brustbein nach außen.

Mit einer Nachruhe von etwa 15 Minuten jetzt im Anschluss entsteht die Tiefenwirksamkeit Ihrer Anwendung.

Bitte liegen Sie noch für einige Momente bequem und entspannt, lauschen Sie Ihrem tiefen Atmen.

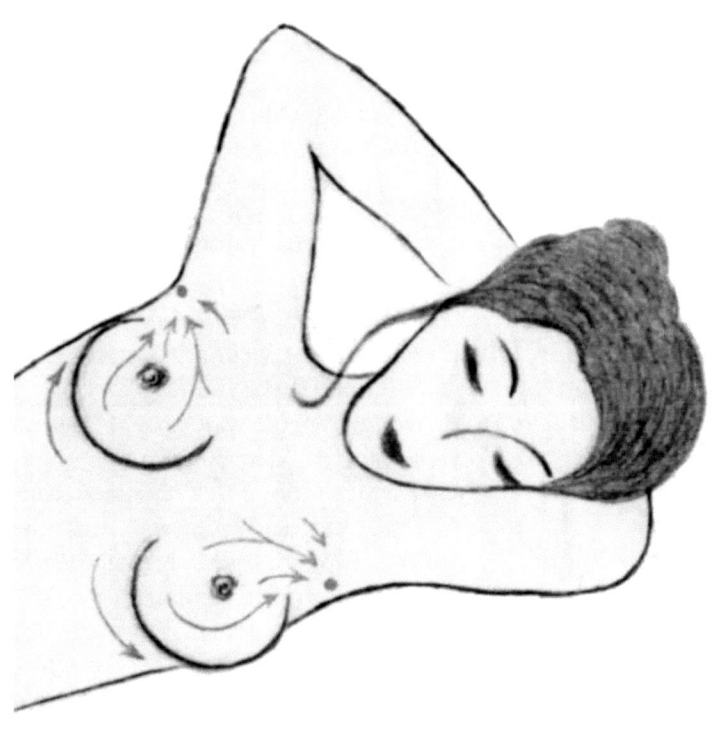

2.8.5 Bauch-Massage

Liegen Sie bitte bequem und entspannt. Atmen Sie ruhig und gleichmäßig. Vertiefen Sie Ihre Atmung.

- Beginnen Sie mit Ausstreichungen, über der Mitte des Brustbeins ansetzend nach außen, angedeutet in die Richtung der Achsel-Lymphknoten. Der Brustkorb kann sich weiten; die Atmung kann sich vertiefen.
- Bereiten Sie Ihren Terminus vor: Legen Sie dafür Ihre Fingerspitzen vorsichtig jeweils außen in den Schlüsselbein-Gruben auf und streichen Sie von hier mit leichtem Druck - parallel zu den Schlüsselbeinknochen - ca. 2-3 cm nach innen.
- Lassen Sie Ihre Finger über die Achsel-Lymphknoten beider Seiten Körperseite fahren.
- Kommen Sie dann zu Ihrem Bauch; beginnen Sie hier mit Ausstreichungen im Verlauf des Colons (Dickdarm): streichen Sie in großen Kreisen im Uhrzeigersinn über Ihren Bauch.
- Wechseln Sie dann zu Ausstreichungen, die wieder der Flussrichtung der Lymphe folgen: Gleiten Sie, in der Region oberhalb der lymphatischen Wasserscheide auf Höhe des Nabels mit den Handflächen nach seitlich/oben, angedeutet in die Richtung der Achsel-Lymphknoten bis zu Ihren Rippen, und unterhalb des Nabels nach seitlich/unten zu Ihren Leisten-Lymphknoten.
- Streichen Sie unterhalb Ihres Brustbeins mit behutsamen Griffen zwischen Ihren Rippenbögen, im Bereich gerade oberhalb Ihres Nabels dem Einsinken des Bauches bei der Ausatmung folgend, mit leichtem Druck in die Tiefe nach oben.
- Kommen Sie zu Streichgriffen oberhalb der lymphatischen Wasserscheide auf Höhe des Nabels, in der Mitte und an den Seiten des oberen Bauchbereiches, jeweils in die Richtung der Achsel-Lymphknoten.
- Wiederholen Sie die Streichungen zwischen Ihren Rippenbögen unterhalb des Brustbeins.
- Streichen Sie über die Leisten-Lymphknoten.

- Behandeln Sie sich mit Streichgriffen im mittleren und seitlichen unteren Bauchbereich in Richtung der Leisten-Lymphknoten.
- Streichen Sie noch einmal über die Leisten-Lymphknoten.
- Kommen Sie nochmals zu Streichgriffen im mittleren und seitlichen unteren Bauchbereich (unterhalb des Nabels), in Richtung der Leisten-Lymphknoten.
- Führen Sie nun von neuem Streichgriffe im oberen Bauchbereich, (oberhalb des Nabels) aus.
- Massieren Sie sich noch einmal mit Streichungen unterhalb des Brustbeins nach oben.
- Streichen Sie über die Achsel-Lymphknoten beider Seiten und kommen Sie zu Ihrem Terminus.
- Beenden Sie die Behandlung mit Ausstreichungen im Verlauf der Lymphbahnen des Bauch- und Brustbereiches.
Mit einer Nachruhe von etwa 15 Minuten jetzt im Anschluss entsteht die Tiefenwirksamkeit Ihrer Anwendung.
Bitte liegen Sie noch für einige Momente bequem und entspannt, lauschen Sie Ihrem tiefen Atmen.

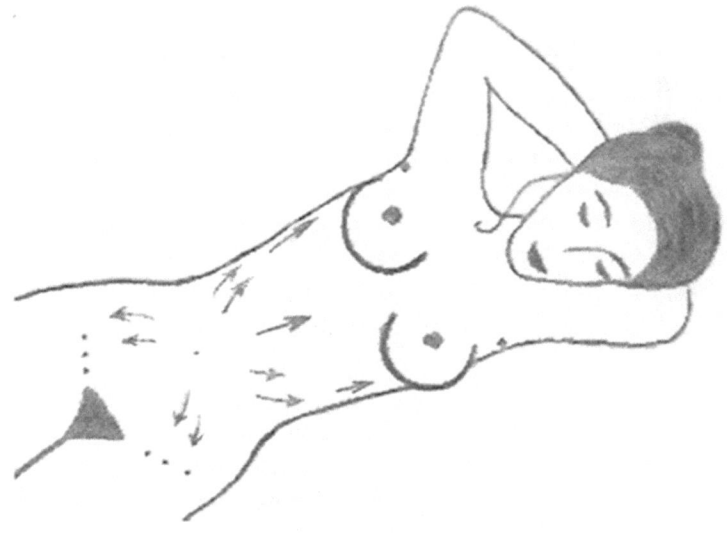

2.8.6 Bein-Massage

Sitzen Sie bitte entspannt, am besten auf dem Boden.
Atmen Sie ruhig und gleichmäßig. Vertiefen Sie Ihre Atmung.
- Beginnen Sie mit Ausstreichungen: Gleiten Sie, über der Mitte Ihres Brustbeins ansetzend nach außen, angedeutet in die Richtung der Achsel-Lymphknoten. Der Brustkorb kann sich weiten; die Atmung kann sich vertiefen.
- Bereiten Sie Ihren Terminus vor: Legen Sie dafür Ihre Fingerspitzen vorsichtig jeweils außen in den Schlüsselbein-Gruben auf und streichen Sie von hier mit leichtem Druck - parallel zu den Schlüsselbeinknochen - ca. 2-3 cm nach innen.
- Streichen Sie unterhalb Ihres Brustbeins mit behutsamen Griffen zwischen Ihren Rippenbögen, im Bereich gerade oberhalb Ihres Nabels dem Einsinken des Bauches bei der Ausatmung folgend, mit leichtem Druck in die Tiefe nach oben.
- Stellen Sie Ihr linkes Bein leicht angewinkelt auf, sodass Sie mit Ihren Händen Ihren Fuß erreichen können. Streichen Sie, am Fuß beginnend, über Ihr gesamtes Bein bis zu Ihren Leisten-Lymphknoten.
- Gleiten Sie mit Ihren Fingern über die Leisten-Lymphknoten.
- Führen Sie Streichgriffe auf Ihrer Hüfte und an Innen-, Vorder-, Außen- und Rückseite Ihres Oberschenkels aus. In der Mitte der Rückseite teilen sich die Verläufe der Lymphbahnen durch eine lymphatische Wasserscheide wie an einer Strumpfnaht und gelangen entsprechend über die Außen- oder die Innenseite des Beines nach vorne/oben zu den Leisten-Lymphknoten.
Unterteilen Sie diese einzelnen Bahnen an Ihrem Oberschenkel noch einmal jeweils in einen oberen, leistennahen und in einen unteren, knienahen Bereich.
- Strcichen Sie erneut mit Ihren Fingerspitzen über Ihre Leisten-Lymphknoten.
- Wiederholen Sie die Streichgriffe am Oberschenkel.
- Nun folgen Streichungen auf den Lymphknoten der Kniekehle, sowie im gesamten Bereich des Knies.

- Kommen Sie zu Streichgriffen an Innen-, Vorder-, Außen- und Rückseite Ihres Unterschenkels.
- Führen Sie nun Streichgriffe um das Fußgelenk herum, sowie auf dem Fußrücken, an der Fußsohle und an den Zehen aus.
- Behandeln Sie erneut den Unterschenkel und das Knie.
- Streichen Sie über die Knoten in der Kniekehle.
- Führen Sie nochmals Streichgriffe an Innen-, Vorder-, Außen- und Rückseite des Oberschenkels und auf der Hüfte aus.
- Gleiten Sie über die Leisten-Lymphknoten.
- Beenden Sie die Massage dieses Beines mit Ausstreichungen und wiederholen Sie die beschriebene Anwendung an Ihrem rechten Bein.
- Führen Sie nach der Behandlung Ihres zweiten Beines wieder Streichungen im Bereich zwischen den Rippenbögen aus und kommen Sie noch einmal abschließend zum Terminus.
- Beenden Sie die Massage Ihrer Beine mit Ausstreichungen über Ihr Brustbein, wie sie zum Beginn des Abschnittes beschrieben sind.
Mit einer Nachruhe von etwa 15 Minuten jetzt im Anschluss entsteht die Tiefenwirksamkeit Ihrer Anwendung.
Bitte liegen Sie noch für einige Momente bequem und entspannt, lauschen Sie Ihrem tiefen Atmen.

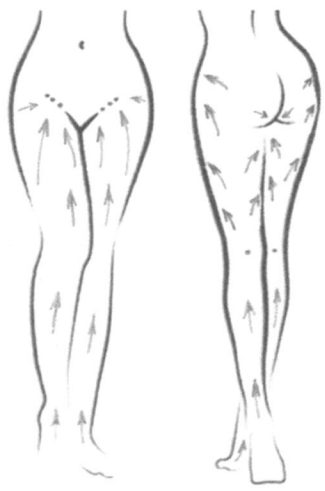

Ein Wort zum Schluss

Unser Körper ist ein kleines und doch vollkommenes Wunderwerk. Im Verlauf der Lavara-Behandlungen können wir lernen, mit diesem Geschenk achtsam zu sein und Zartheit, Langsamkeit und Sanftheit mit uns selbst zu leben.

Mit unseren behutsamen, liebevollen Berührungen können wir die Verbundenheit von Körper und Seele erfahren, und uns immer inniger in unserer Besonderheit, in unserem einzigartigen eigenen Selbst wahrnehmen, annehmen und wertschätzen.

Ich wünsche Ihnen ganz herzlich alles Gute für Ihre Gesundheit und das tiefe Erleben und Genießen von Lebendigkeit, Leichtigkeit, Lebensfreude und Selbstliebe.

Ihre
Dorothée Grotmann

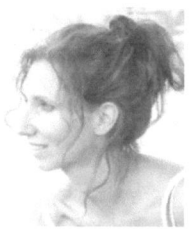

Dorothée Grotmann
Heilpraktikerin
www.lavara.de

Literatur:

- Ernstwalter Clees
Lymphdrainage
Droemer Knaur (2000)

- Michael Földi, Roman Stößenreuther:
Grundlagen der manuellen Lymphdrainage
Urban & Fischer, Mchn. (August 1999)

- Marion Grillparzer
KörperWissen, Entdecken Sie Ihre innere Welt
Gräfe und Unzer Verlag GmbH (2007)

- Renato Kasseroller
Kompendium der Manuellen Lymphdrainage nach Dr. Vodder
Karl F. Haug Fachbuchverlag; Auflage: 2, (Mai 2002)

- Renato Kasseroller, Erich Brenner
Kompendium der Lymphangiologie: Manuelle Lymphdrainage -
Kompression – Bewegungstherapie
Thieme; (28. Januar 2015)

- Herbert Lippert, Désirée Herbold, Wunna Lippert-Burmester
Anatomie: Text und Atlas
Elsevier, München; Auflage: 8, (22. März 2006)

- Erich Rauch:
Die F. X. Mayr- Kur ... und danach gesünder leben: Darmreinigung,
Entschlackung, gesündere Ernährung
Karl F. Haug Fachbuchverlag; Auflage: 3., (Dezember 2000)

- Hildegard Wittlinger, Günther Wittlinger:
Lehrbuch der Manuellen Lymphdrainage nach Dr. Vodder, 3 Bde.,
Bd.1, Grundlagen
Karl F. Haug Fachbuchverlag; Auflage: 12, (Dezember 1996)